中国艾扬格瑜伽学院教材系列

艾扬格瑜伽

进阶教程

吉塔 S. 艾扬格（Geeta S. Iyengar） 编

一门根据拉玛玛妮艾扬格纪念瑜伽学院教授的体式和调息法编成的进阶课程

ZHEJIANG UNIVERSITY PRESS
浙江大学出版社

向帕坦伽利祈祷

yogena cittasya padena vācāṁ
malaṁ śarīrasya ca vaidyakena
yopākarottaṁ pravaraṁ munīnāṁ
patañjaliṁ prāñjalirānato' smi
ābāhu puruṣākāraṁ
śaṅkha cakrāsi dhāriṇam
sahasra śirasaṁ śvetaṁ
praṇamāmi patañjaliṁ

让我们向最崇高的圣哲帕坦伽利致敬，
您编撰瑜伽成经，使我们满载平静与圣洁的正念，
您规范梵语的语法，使之清晰与纯洁，
您带来万妙的灵药，带给我们粗身的康泰与精身的解脱。
让我们臣服在最崇高的圣哲帕坦伽利足下，
您是蛇神的化身，诞生尘世成为圣哲，
您上半身为人类的形态，
手持传递圣音的螺号和超越时光的火轮，
千头巨蟒被加冕于圣哲之首，
我们向教导善知识的最高导师礼敬。

给艾扬格大师的献词

他引导一切大众，
无知、无明和智慧者，
年轻、年长者和体弱者，
男人、女人和孩子，
无经验的初学者、熟练者和高级练习者，
对每个学生，他怀着同样的热忱，
带领他们到达顶峰。

序 言

这本小册子是根据艾扬格大师（Guruji）在拉玛玛妮艾扬格瑜伽纪念学院传授的进阶课程1编写的。

在瑜伽修习（sādhanā）中，习练者需要先学习入门教程，因为它是支撑，并且是进阶课程的基础。一个人不能为了学习现在这个课程就忽视之前的练习准备。身体和头脑的灵活是迈向进阶课程1的先决条件。这个课程的优势也在于，它是在入门教程教授的体式的基础之上设计的。

练习体式是瑜伽修习的一个方面，而通过练习，理解我们自己的身体、头脑和呼吸则是瑜伽修习的另一个方面，每一个练习者都必须清楚地了解这一点。人们常常因为恐惧或疼痛，就去限制身体的自由；又或者错误地使用意志力，试图突破身体的极限，从而导致受伤。身体没有准备好时，上述两种方式都是错误的。事实上，体式是深入理解自我的过程。

通常，人们为了自我实现而开启内在探寻之旅。但是，旅程开始后，一个人要首先关注自己内在的第一个对象，也是第一个工具，那就是身体，否则，身体就被完全忽视了。我们在学校时阅读和学习关于身体的知识，然而，解剖学和生理学是客观知识，和我们身体的主观体验有明显的区别。练习者仍然不清楚很多隐藏的、微妙的点，比如手臂和双腿如何准确伸展。练习者完全不理解什么叫打开手掌和脚底或足跟的皮肤，因为对初级练习者来说，那里没有知觉。另外，这样练习的功效也丝毫不为所知：如何提起并且打开胸腔、胸廓的侧旋，如何延伸腹部肌肤等仍然没有被理解，身体的倒置姿势也仍然超乎人们的想象。自然状态下，人们缺乏勇气去移动、伸展、扭转、前屈或平衡，因此把这些动作做得乱七八糟。信念和勇气是练习的必要条件。每个力都有它的功效，需要被探索和关注。

这份为修习进阶课程1的同学们准备的课程大纲，其初衷是让同学们在练习中进一步审视自我：是否具有向内的穿透力，与内在的身体连接，带着智慧到达器官层面，更深地向内看。总之，我们认识到，我们和自己的身体其实并不亲近，身体仍然是一个未知的实体。

本课程中讲解的体式帮助我们开始审视、感觉和理解，走向并接近我们自己的身体。身体通常被遗忘，只有疼痛的时候，我们才意识到它的存在。人们常常要么用消极的方式对待身体、忽视身体，并且认为一切都是理所当然的；要么认为身体仅仅是获得愉悦的工具。我们从来不会想到激活、再生、重振身体。我们需要培养这种意识，因为身体是内在之旅的第一个和最重要的工具。

媒体报道使调息（prāṇāyāma）广为人知，不过这些报道的误导性大于指导性。虽然呼吸持续不断地、无意识地、自主地发生着，但我们对呼吸却没有觉知。

只有当呼吸被阻碍时，我们才觉察到它。疾病、悲伤、沮丧、恐惧、颤抖、生活的波澜才使我们意识到呼吸出了问题。如果一个人通过正确的方式关心呼吸的状况，那么，呼吸的正当流程就变成了调息法的基本要求。对气息和呼吸的觉知是至关重要的。在这个教程中，我们邀请习练者观察自己的气息，并感知它们。尽管呼吸持续不断地发生着，要了解一个人自己的呼吸方式，仍需要先观察气息。通常，气息是无节奏的、短浅的、不足的和不自觉的。身体和头脑的变化也会改变气息的运动，并且打破气息流。因此，人们要在正确的时间选择正确的气息运行方式，使头脑跟随气息的移动，进一步去督察气息，这样，气息就在庄严的大道上运行，并能够调动生命能量。

这本书介绍的呼吸法是乌伽依（Ujjāyī）、间断式（Viloma）和蜂鸣式（Bhrāmarī）调息法，它们简易、无害，即使是初学者也可以练习。

在现代，人们面临着各种各样的压力。一方面，一部分人类享受着大量的物质财富，同时遭受心理、情绪的困扰；另一方面，仍然有人为着生存的基本需求抗争，依然食不果腹，困于身体的疾病和虚弱。无论贫富，没人能摆脱身体和心理的痛苦。在一天的结束时分，每个人都筋疲力尽，需要获得片刻的安宁、平和与放松。这里介绍的调息法正是为了帮助人们消除疲惫，并带来头脑的安宁。

首先，学习为调息做准备的挺尸式（prāṇāyāmika Śavāsana）非常重要，这不仅仅为了放松身体。确保身体的每个部分都被放在正确的位置，肌肉、皮肤纤维、神经都得到放松，到达了宁静（viśiṣṭha śāntī）的境地，从而，头脑带着由内而发的觉知，默默地、宁静地感知着每次呼吸。

之后，习练者才适合以坐姿来练习调息，选择一些简易的体式，如简易坐和英雄坐。即使是新手也可以全身平衡地坐下，激活并分配能量。使身体富有能量是调息的第一个必备条件，因此，我们介绍了五种乌伽依调息法。这些乌伽依练习能帮助习练者把呼吸带到身体的不同区域。这句话也许令人困惑，但是，对习练者来说，理解这个概念是非常重要的。通过仰卧和坐立的乌伽依呼吸，身体的每个细胞被赋予了能量，这也是一种赋能仪式（Prāṇa-Pratiṣṭhā）。虽然调息法看起来简易，但这些乌伽依和间断调息法正如曼陀罗（mantra）——简洁但非常深邃。当每个细胞都经历了赋予生命力的仪式，身体、呼吸和头脑就得到了清洁、净化和神圣化。

吉塔 S. 艾扬格

（R.I.M.Y.I，普纳，2013年）

致 谢

作者在此感谢所有为本书的出版而做出贡献的人们，包括录入、审阅、校对、整理、摄影和设计等。感谢下述人士慷慨地付出了他们的时间：Smt. Sunita Parthsarathi, Smt. Anitha Kaushik, Shri. Zubin Zarthoshtimanesh, Shri. Chandru Melwani, Shri. Wagh, Smt. Uma Dhavale, Smt. Lalita Rajwade, Shri. Virendra Naik, 担当模特的学生们，以及醒目广告公司的Shri. Kokate为本书的出版做出的贡献。

《艾扬格瑜伽进阶教程》中文版致谢：

Rajvi H.Mehta，李韵玲、付静、李珊珊、华代娟、闻风、王雨吟、李晓燕

导言

这本《艾扬格瑜伽进阶教程》（针对第二年的学生）包括了53个体式和8种调息法。在《艾扬格瑜伽入门教程》中介绍过的站立体式，在《进阶教程》中将更加强其中的平衡、前伸展和侧向扭转。另外，不同体式中的屈膝动作，使我们意识到韧带和整个膝关节的功能——观察它们如何恰当地、自如地工作。

学生们在《艾扬格瑜伽入门教程》中前屈时，可以自由地动作，可是，在《进阶教程》中，学生要在手臂创造相反的力，就像在正确的时点刹车。例如，玛里奇式、双角式II、半莲花手抓脚加强背部伸展式和花环式，手臂放置在背后还要向前屈。

在侧向扭转时，扭转的行动是在一步步的进步中达到的，循序渐进地为后弯伸展打下根基。

在老师的帮助下，引入手倒立、孔雀起舞式，这种体式能强化双手、手臂、手腕和肩膀，培养自信心、警觉和平衡感，帮助脊柱变得结实。

在倒立中，练习其变体，能进一步培养自信心、警觉感、平衡感、移动重心和内视的能力。

练习体式是为了身体康健。但与之相伴的是，一个人还需要培养渗透的艺术、内视的艺术和通过身体观察头脑的艺术。这个过程发展了勇气，挑战我们内在的恐惧并打开头脑，而头脑通常想要待在舒适地带。规律地练习体式，一个人开始感受到自律，头脑的自由和身体的自由。如果第一个旅程是从身体到头脑，那么第二个旅程则是从头脑到身体。

这种身体和头脑之间的交流能纠正呼吸的过程，并且打开普拉那（prāṇa）在体内自由流动的管道。普拉那在身体中漂浮游弋，到达身体的角角落落，普拉那的干流和主干道通过伸展、扩展，获得了宽度和广度。身体被普拉那能量（prāṇika）激活，这就是内在的沐浴。

目 录

序 言

第一章 站立体式（Utthita Sthiti）

第二章　坐立体式（Upaviṣṭa Sthiti）

第三章　前伸展体式（Paścima Pratāna Sthiti）

第四章　扭转体式（Parivṛtta Sthiti）

第五章　倒立体式（Viparīta Sthiti）

第六章　腹部体式（Udara Ākuñcana Sthiti）

第七章　后弯体式（Pūrva Pratāna Sthiti）

第八章　拜日式（Sūrya Namaskāra）

第九章　修复体式（Viśrānti Kāraka Sthiti）

第十章　调息法（Prāṇāyāma）

第一章

站立体式

（Utthita Sthiti）

提示　　练习本书中的体式前，应当先练习《艾扬格瑜伽入门教程》中的所有体式。《艾扬格瑜伽入门教程》里的体式是根基。

第一部分

站立体式中的背部伸展洁净法

(Paścima Pratāna Kriyā in Utthita Sthiti)

1 手握脚踝前屈伸展式（Pāda Gulphāsana）

按下面的顺序，练习这个体式：

a. 手臂上举，双脚分开成山式

（Ūrdhva Hasta Prasārīta Pāda Tāḍāsana）

- 以山式（Tāḍāsana）站立（图1.a）。
- 双脚分开约一脚宽，两脚平行。
- 吸气，手臂向上伸展。

b. 背部凹陷

- 呼气，躯干向前屈，手握脚踝。这是手握脚踝前屈伸展式（图1.b）。
- 保持躯干平行于地面。
- 向前伸展躯干，背部凹陷。

c. 伸展躯干向下

- 呼气，向下伸展躯干，使躯干靠近双腿。手肘展宽使躯干进一步伸

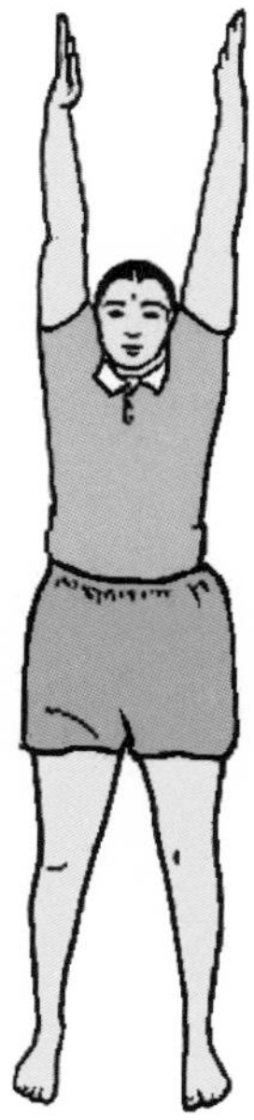

图1.a

展（图1.c）。

- 保持10秒。
- 吸气，向前伸展躯干，背部凹陷。
- 站起，回到山式。

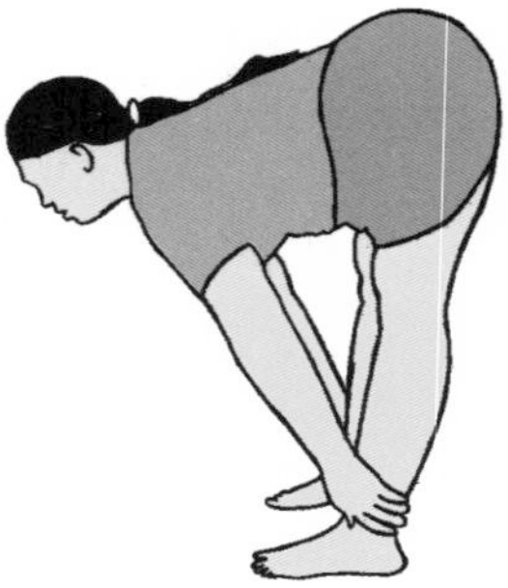
图1.b

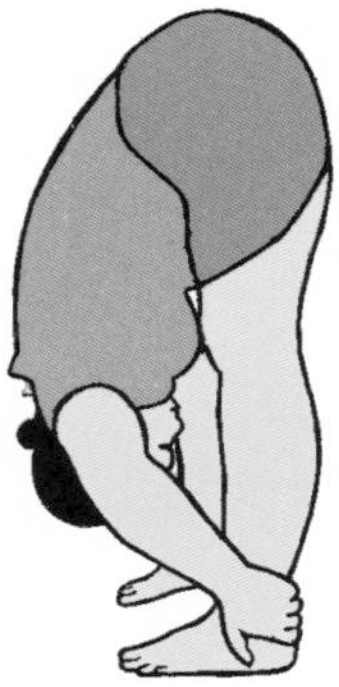
图1.c

2 手置脚底前屈伸展式
(Pāda Hastāsana)

按下面的顺序，练习这个体式：

a. 背部凹陷

- 手臂上举，双脚分开成山式。
- 呼气，躯干向前屈，保持躯干平行于地面。手落地。
- 把左手掌塞到左脚下面（图2.a.1）。
- 把右手掌塞到右脚下面。
- 向前伸展躯干，背部凹陷（图2.a.2）。

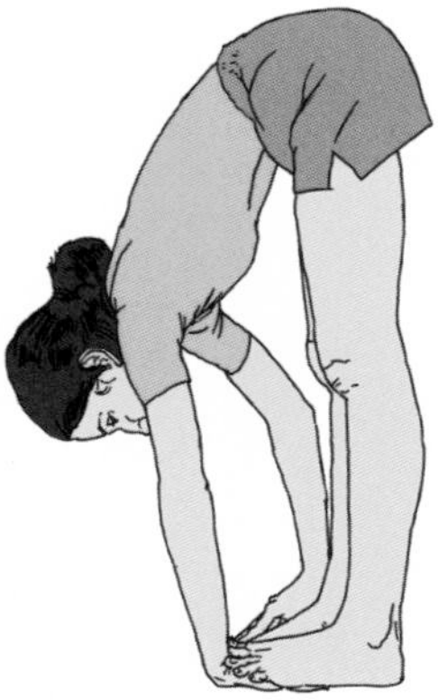
图2.a.1

b. 伸展躯干向下

- 呼气，向下延伸躯干，使躯干靠近双腿。手肘展宽使躯干进一步伸展（图2.b）。
- 保持10秒。
- 吸气，向前伸展躯干，使背部凹陷。
- 站起，回到山式。

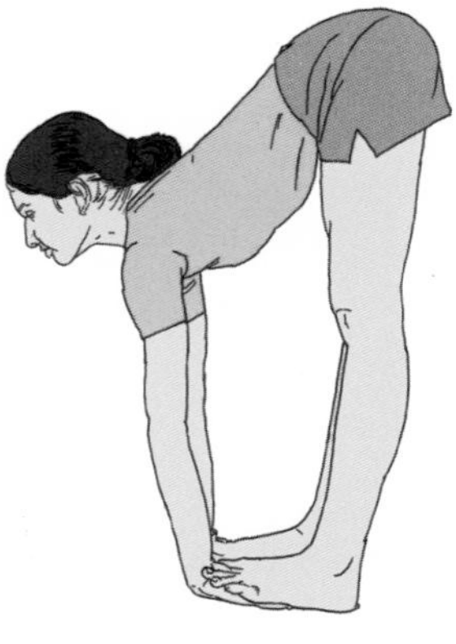
图2.a.2

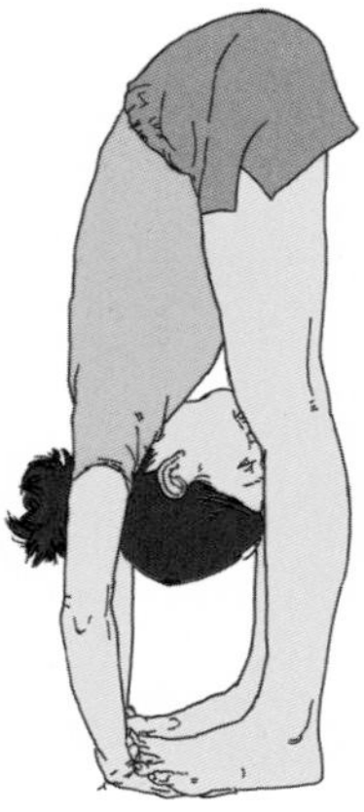
图2.b

学习

1.保持胸腔打开。避免拱背。如果手掌没法放在脚下，就进一步分开双腿，再把手掌放到脚下。

2.自始至终伸直双腿，收髌骨，四头肌上提。

3.在站立体式中的背部伸展洁净法中，只有先以背部凹陷伸展躯干，才能向前屈。

4.可以通过屈膝来完成前屈。如果为了把手掌放在脚底而屈膝，那么，伸直腘绳肌时可能会痉挛。因此，先训练双腿保持伸直的能力。屈膝，把手掌放在脚底，再伸直双腿。

3 加强侧伸展式（牛面式手印）（Pārśvottānāsana with Gomukhāsana Hasta Mudrā）

按下面的顺序，练习这个体式：

a. 牛面式手印

- 山式站立。
- 右臂在下，左臂在上，进入牛面式手印（图3.a）。

图3.a

b. 跳开

- 吸气，跳开，双脚之间距离1.05米。
- 双脚平行，脚趾指向前方。
- 膝盖上提，大腿向后。
- 打开腋窝。
- 上提躯干和胸腔（图3.b）。

图3.b

c. 转躯干

- 右腿向右转，同时左脚向右转40°～60°。躯干也向右转（图3.c）。
- 学习下压左脚跟。面部、躯干、右大腿和右膝与右脚在一条线上。双膝保持伸直、收紧、结实。

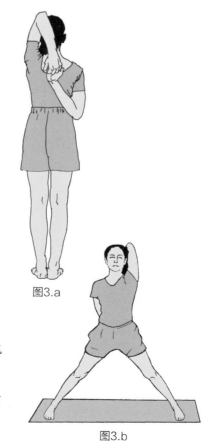

- 吸气，向上提起并伸展躯干。伸展腹部的左右两侧，展宽胸部。
- 保持几个呼吸。

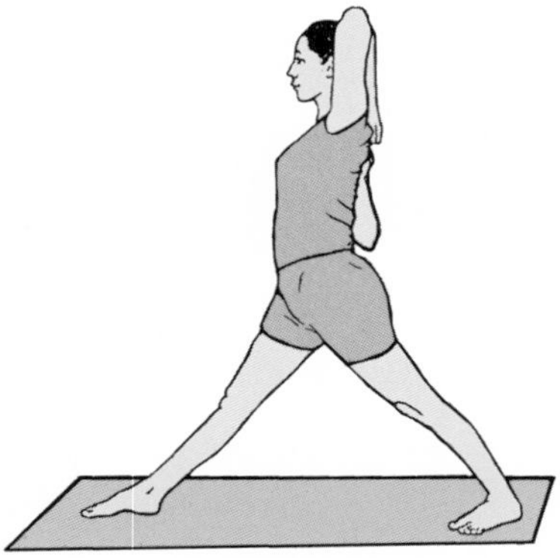

图3.c

d. 前屈，背部凹陷

- 呼气，延展脊柱，躯干向前屈。保持脊柱和地面平行，背部凹陷。保持几个呼吸（图3.d）。

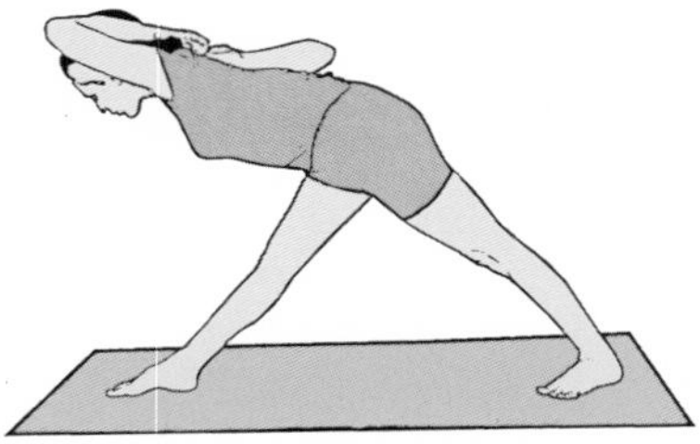

图3.d

e. 低头

- 呼气，继续向下伸展躯干的两侧，头放在膝盖上。
- 保持双腿伸直、结实、强壮，躯干的正中和大腿的正中在一条线上（图3.e）。
- 保持这个体式20秒，正常呼吸。
- 吸气，左脚跟压地，手掌握紧，慢慢起身。
- 转动双腿和躯干向前。跳回，双脚并拢。松开双手，回到山式。
- 现在，左臂在下，右臂在上，进入牛面式 。按照上面的指引，在左侧重复练习。正常呼吸，保持体式20秒。然后，吸气，慢慢起身。
- 转动腿和躯干到正前方。跳回，双脚并拢。松开双手，回到山式。

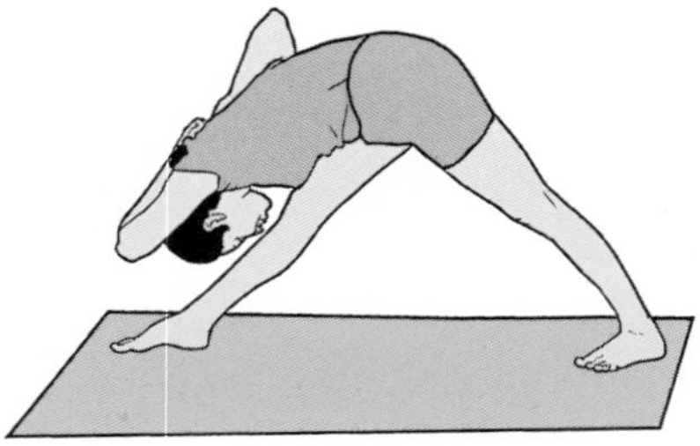

图3.e

提示　这个体式能帮助我们更轻松地练习扭转体式。在右侧练习时，也可以左臂在下，右臂在上，反之亦然。

4 双角式第二式（Prasārita Pādottānāsana Ⅱ）

首先学习做双角式时，手掌不放在地面。有两种方式：a）手掌放在腰间；b）手握脚踝。然后再学习双角式第二式时，更为容易。按照下面的次序学习。

a. 手在腰间

- 山式站立。
- 吸气，跳开，双脚分开1.2米。手放在腰间（图4.a.2）。
- 上提躯干。
- 伸展腹部，展宽胸部。
- 呼气，伸展颈部，仰头向后（图4.a.3）。
- 吸气，头颈向上伸展，呈抬头的状态，延展脊柱，躯干前屈。
- 使背部凹陷，抬头，向前看（图4.a.4）。
- 呼气，躯干前屈，头落地（图4.a.5）。
- 保持20秒。
- 吸气，起身，回到山式。

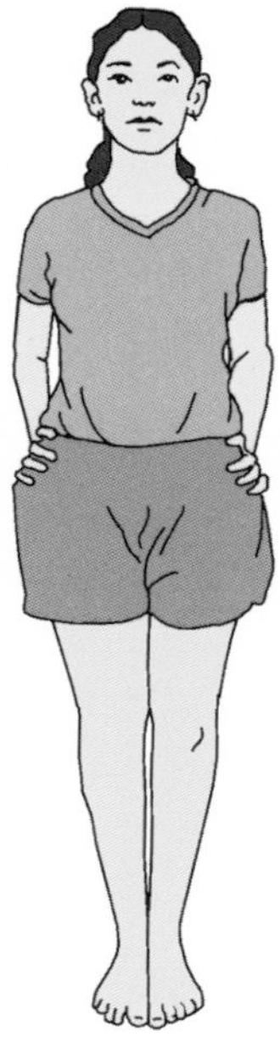

图4.a.1

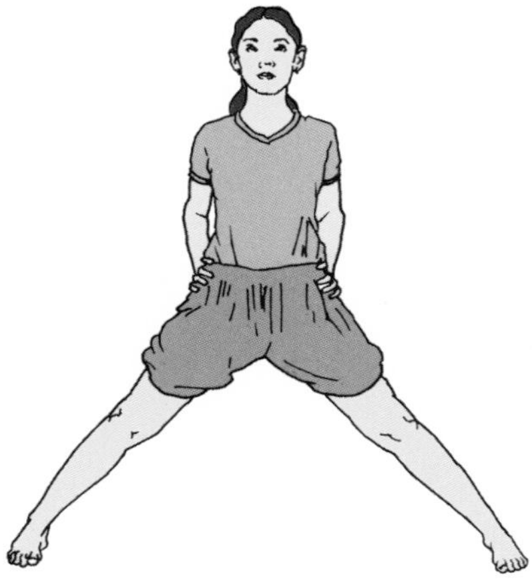

图4.a.2

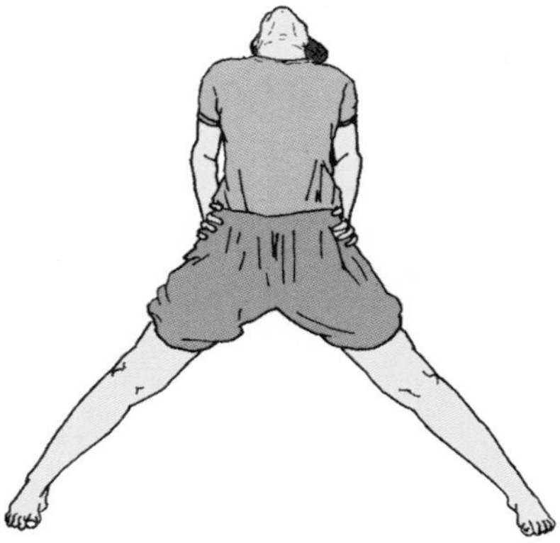

图4.a.3

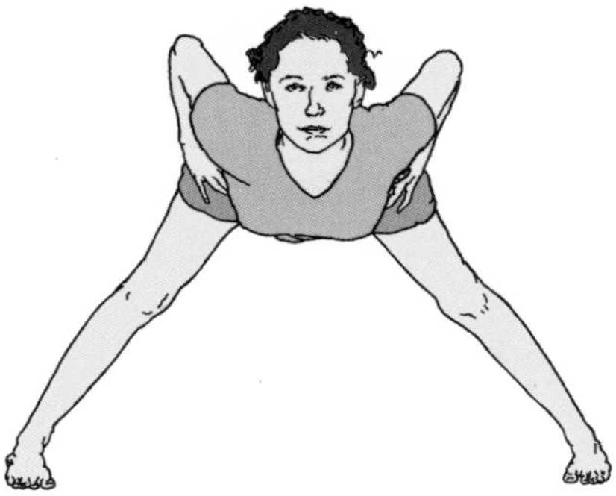

图4.a.4

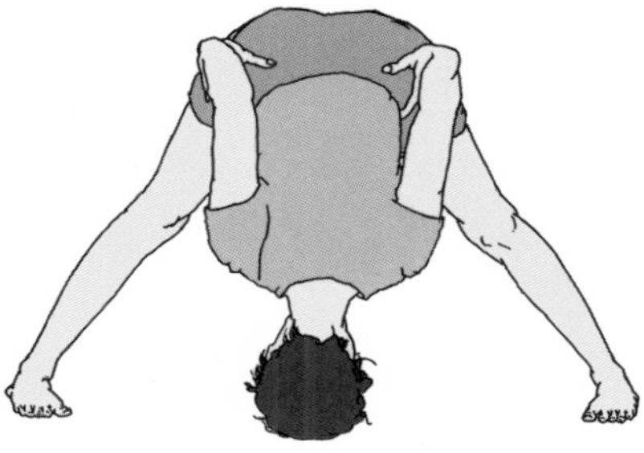

图4.a.5

b. 手握脚踝（Prasārita Pāda Gulphāsana）

- 山式站立。吸气，跳开，双脚分开1.2米。
- 呼气，躯干前屈，保持躯干平行于地面。握住脚踝。
- 继续前屈，头触地，不要弯腿（图4.b）。
- 臀部和双腿保持在一个平面上。
- 肩膀展宽，同时打开胸腔。保持20秒。
- 松开手掌，手掌落地。背部保持挺直。吸气，站起，回到山式。

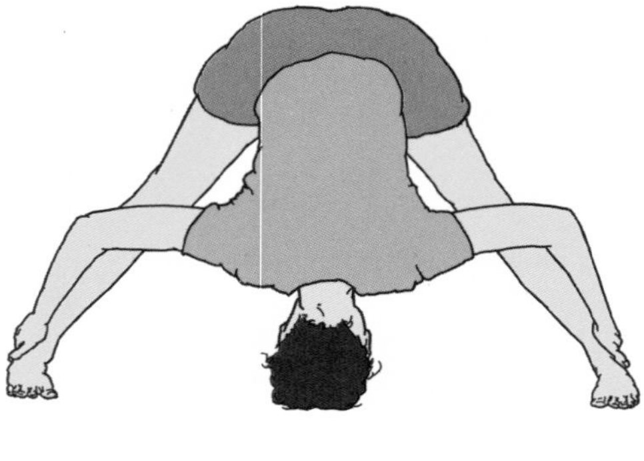

图4.b

c. 双角式（反转祈祷）

（Prasārita Padottānāsana with Paśchima Namaskārāsana ）

- 山式站立，进入反转祈祷式（图4.c.1）。
- 保持掌心之间的压力均衡分布，伸展所有手指。
- 向后转动肩膀，把肩胛骨推入背部。
- 手肘指向地面，双手继续向后脑勺移动。
- 吸气，跳到四肢伸展式（Utthita Hasta Pādāsana），手臂保持在反转祈祷式中（图4.c.2）。

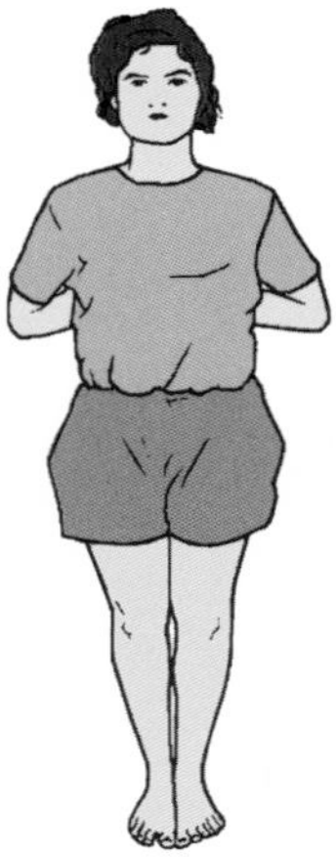

图4.c.1

提示 在整个体式中，保持手掌持续互推，肩膀及手肘向后。

- 吸气，提起躯干。延展腹部，展宽胸部。

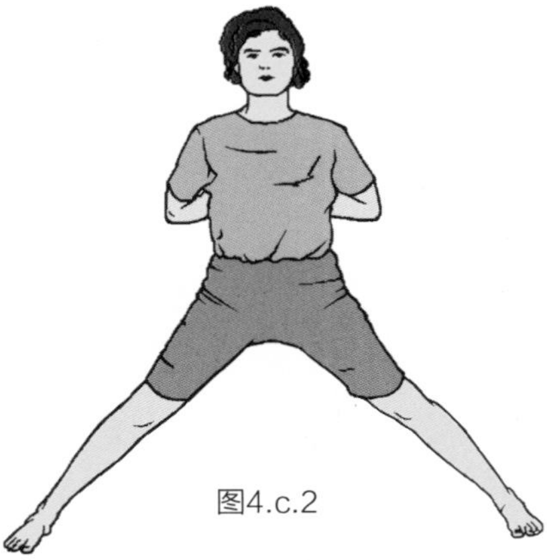

图4.c.2

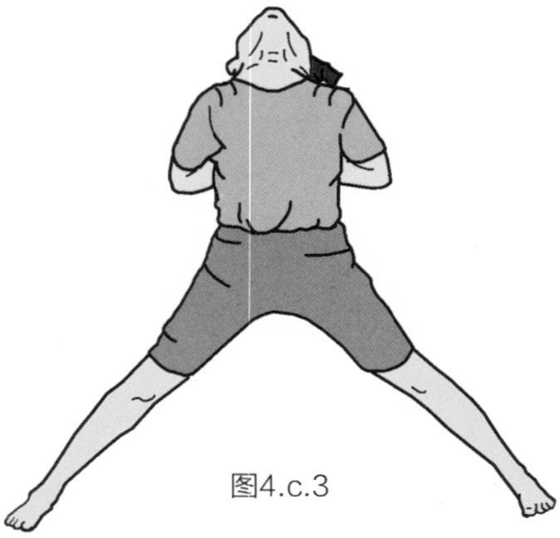

图4.c.3

• 伸展颈部，仰头向后（图4.c.3）。

• 吸气，头颈向上伸展，呈抬头的状态，延展脊柱，躯干前屈，与地面平行，使背部凹陷不要弯腿（图4.c.4）。

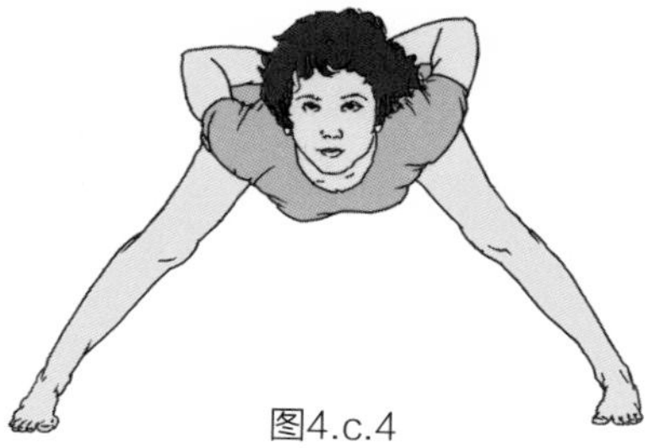

图4.c.4

提示　学习从外向内移动背阔肌，腹部肌肉向前伸展。

• 呼气，弯屈躯干，头触地。

• 双脚和头在一条线上（图4.c.5）。

• 保持20秒。

• 吸气，手掌持续有力地互推，提起躯干向上。站直，跳回到山式，松开双手。

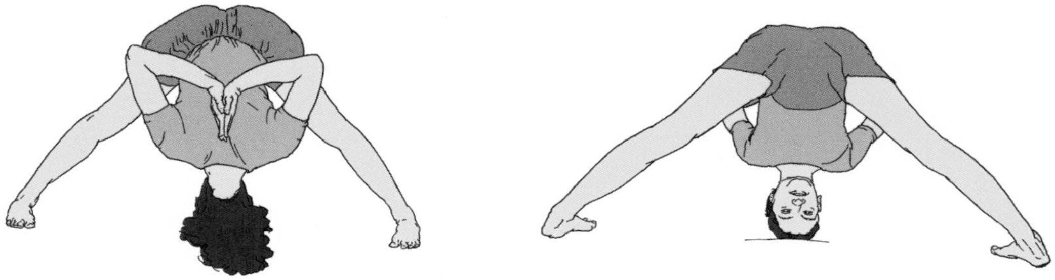

图4.c.5

提示　在这组体式中，要留意使背部凹陷，脊柱保持伸展。低头的时候，不要含胸；正常呼吸，头脑保持警觉。双腿伸直，膝盖收紧，脚踝和臀部保持正位。

5 单腿脊柱前屈伸展式（Ūrdhva Prasārita Eka Pādāsana）

这里的动作指引是从体式中途开始的，有两个途径：背部凹陷的加强前屈伸展式（Uttānāsana）和加强前屈伸展式（Uttānāsana）。

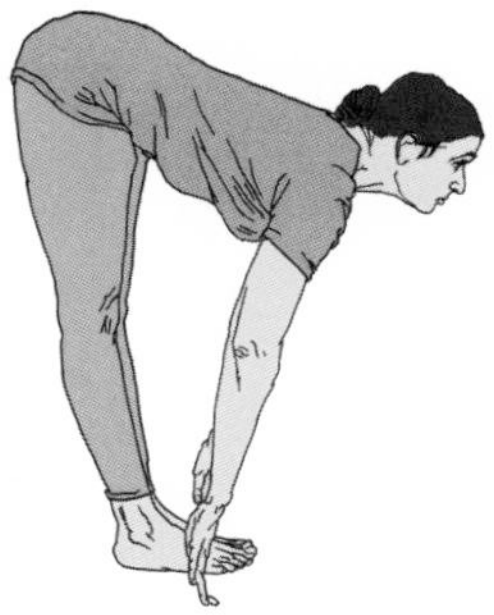

图5.a.1

a. 背部凹陷的加强前屈伸展式

- 山式站立。
- 呼气，进入背部凹陷的加强前屈伸展式（图5.a.1）。
- 保持几个呼吸，抬高右腿向上。将躯干带向左腿，如完整的加强前屈伸展式一样（图5.a.2）。

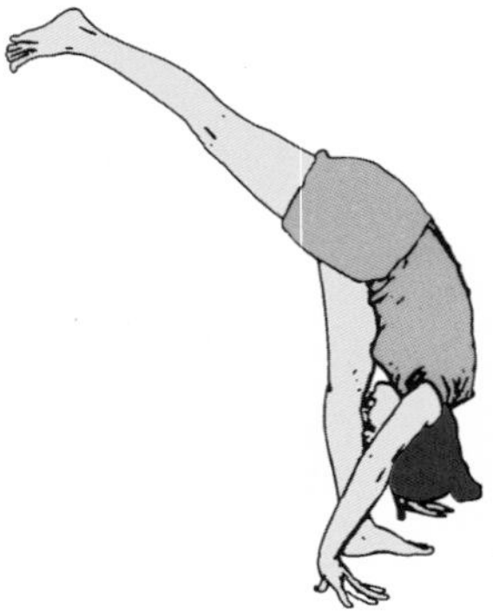

图5.a.2

b. 加强前屈伸展式

- 呼气，伸展躯干的两侧，进入加强前屈伸展式（图5.b）。
- 保持几个呼吸。
- 手掌压地，呼气，抬高右腿指向天花板，不要歪斜。
- 呼气，回到背部凹陷的加强前屈伸展式，然后回到山式。
- 在另一侧重复练习这两种方法。

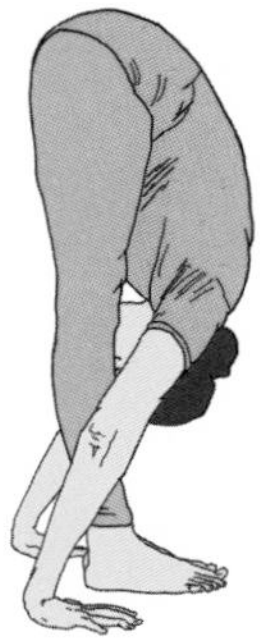

图5.b

第二部分
聚拢体式
(Grathana Kriyā)

6 鸟王式（Garuḍāsana）

按照以下的动作顺序，练习这个体式：

a. 放置手臂

- 双臂置于体前。肩膀与手肘在一条线上。两手掌相对（图6.a.1）。
- 两臂交叉，将左大臂的下段放在右臂的肱二头肌上。
- 左前臂环绕右前臂，掌心合拢。右前臂是稳定的，左

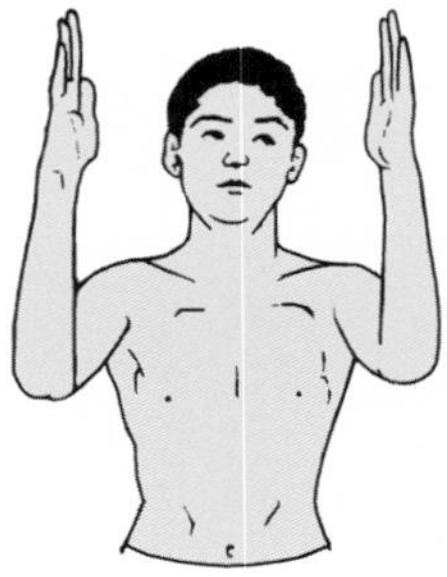

图6.a.1

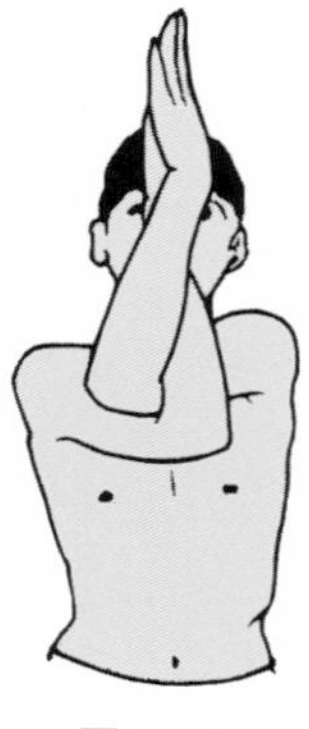

图6.a.2

前臂缠绕着它（图6.a.2）。

- 向前看。
- 保持20秒。
- 在另一侧重复，使右前臂环绕左前臂。

提示　你的右前臂应当是稳定的，左前臂环绕着它，反侧同理。作为支撑的大臂应当是稳固并且伸长的。

b. 放置腿

- 进入山式。
- 双手置于腰的两侧，弯屈双腿（图6.b.1）。
- 使右腿越过左膝，放在左大腿上，并且环绕左腿。右脚趾勾住左脚踝（图6.b.2）。
- 保持平衡，同时自然呼吸。左腿稳固地站在地面上。保持10～20秒。
- 松开腿，回到山式。现在使左腿环绕右腿。

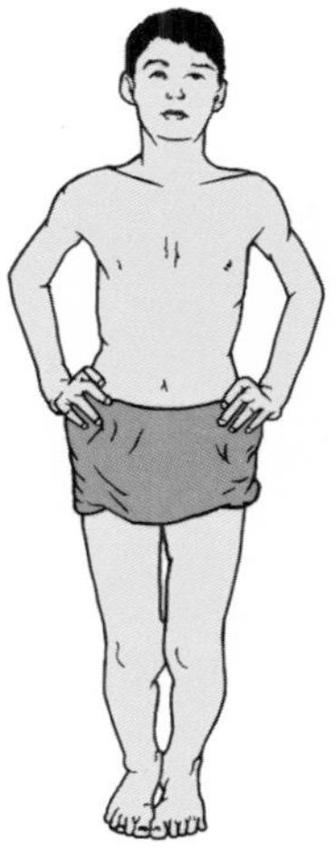
图6.b.1

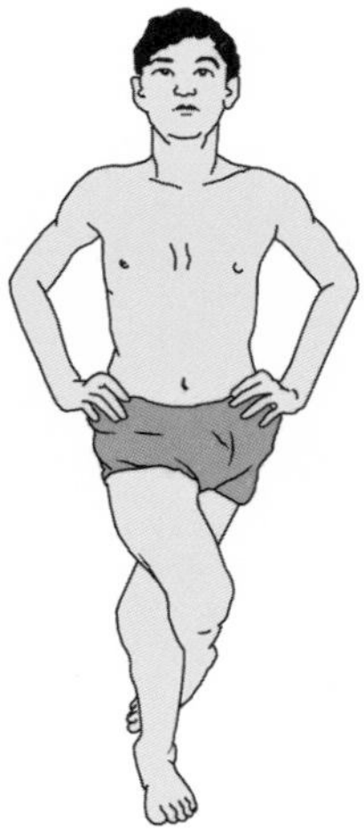
图6.b.2

提示　右腿环绕左腿时，发生的骨盆倾斜有利于增强对膀胱的控制力。

c. 在墙边学习腿的动作（图6.c）

- 在墙边以山式站立。身体的左侧面向墙壁。以墙作支撑，弯屈双腿。
- 呼气，抬起右腿在左膝上方。右手将右大腿往左大腿外缘推，右膝窝贴住左膝外侧（图6.c）。
- 右小腿环绕左腿。
- 稍稍屈腿，然后，右脚趾勾住脚踝上方的左小腿肚。
- 左腿牢牢地踩在地面上，保持平衡。松开双腿。
- 转身。身体右侧面向墙，然后左腿缠绕右腿。

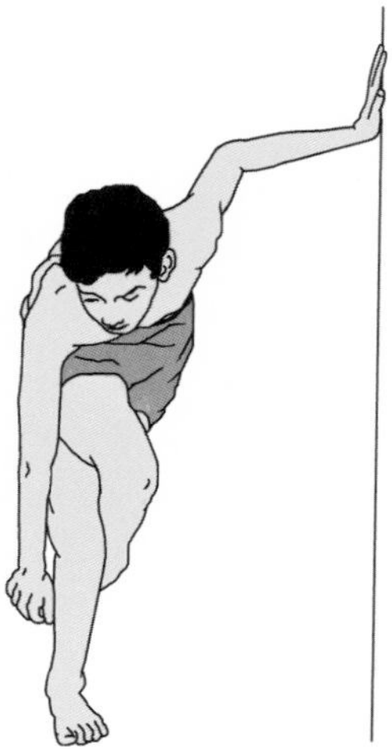
图6.c

牢记：右腿缠绕左腿时，左臂环绕右臂；当左腿缠绕右腿时，右臂环绕左臂。

> **提示** 如果你无法在站姿中交缠双腿，就学习在手杖式（Daṇḍāsana）或仰卧山式（Supta Taḍāsana）中做这个动作。

第三部分
站立体式
(Utthita Sthiti)

> **提示**
> 1. 在这类体式之下，你将做出有支撑的手臂伸展、手臂侧举和手抓脚趾的动作。
> 2. 有膝盖痛、坐骨神经痛、下背部疼痛等问题的人可以在必要时采取第二种做法。

7 手抓脚趾伸展式
（Utthita Hasta Pādāṅguṣṭhāsana）

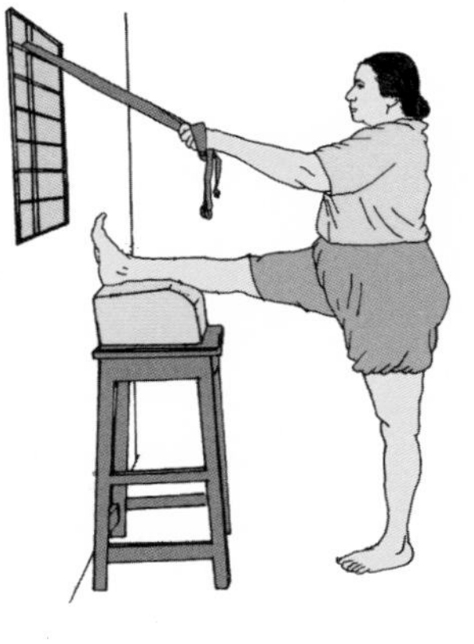

a. 有支撑，面对墙

- 把一根带子系在窗架的顶杠上，或握住瑜伽绳。
- 山式站立，与窗户、绳墙或桌子的距离是0.6～0.9米，双手握住绳子或带子。
- 呼气，屈右腿，然后抬起放在墙上、窗架上或桌子上，与地面平行。右脚竖直，伸展右腿（图7.a.1）。
- 如果右脚是放在桌子上的，就把带子绕过右脚，然后用双手握住带子。
- 提起躯干。
- 抬起头，目视正前方。

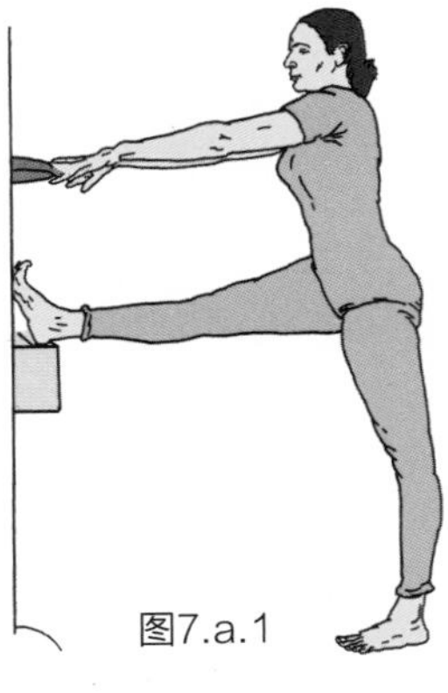

图7.a.1

- 左腿稳定地站在地面，伸展脊柱。尾骨向内。
- 放下腿，左侧重复，把左腿放在墙上。
- 随着练习的深入，渐渐把腿抬得更高（图7.a.2）。

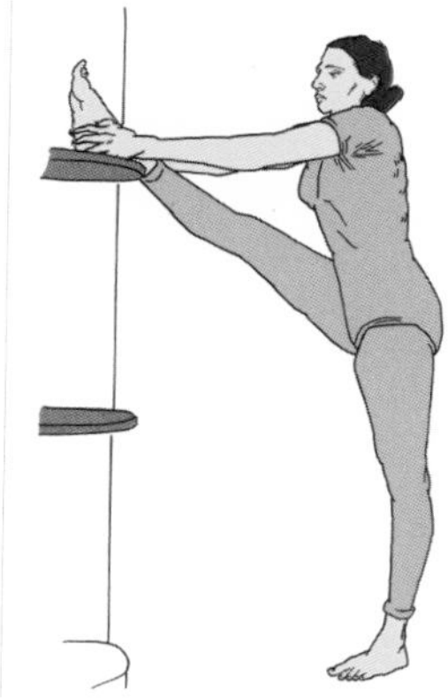
图7.a.2

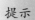

b. 有支撑，背对墙

- 背对墙站立，在身体前面0.9米处，放一个凳子。
- 手掌贴墙，山式站立，站直（图7.b.1）。
- 屈右膝，把右脚放在凳子上，使右腿与地面平行。
- 右脚竖直，伸展右腿。
- 手掌按压墙，向上提起脊柱。
- 提升躯干。
- 头部垂直于地面，目视正前方。
- 左腿稳定地站在地面上，脊柱保持竖直。
- 保持尾骨内收（图7.b.2）。
- 放下腿，在另一侧重复。每一侧保持半分钟。

提示　可以把绳子绕过脚底，然后伸展躯干。

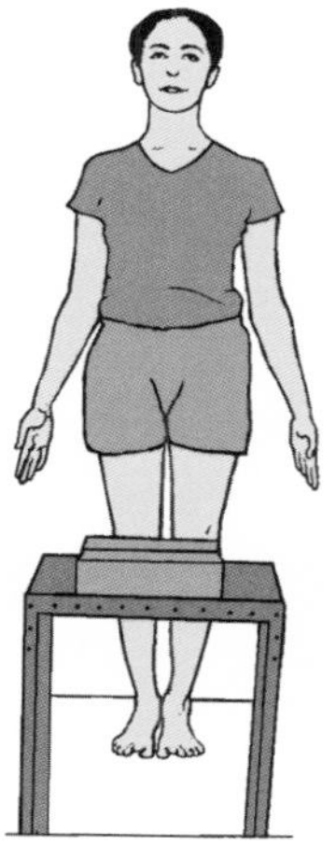
图7.b.1

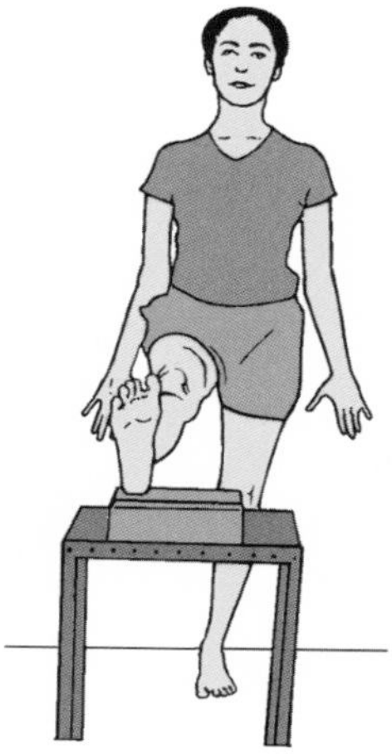
图7.b.2

8 侧手抓脚趾式（Pārśva Hasta Pādāṅguṣṭhāsana）

a. 在墙边

- 山式站立，站在离窗户、绳墙或桌子0.6米的地方，身体向左转90°。双脚与墙平行。
- 呼气，弯屈右腿，然后，抬起右腿放到右边的墙上或窗架上或桌子上。右手握住带子，左手放在腰间。保持右脚竖直，伸展右腿（图8.a.1）。
- 如果脚放在桌子上，则将带子绕过右脚，右手握住带子。
- 提起躯干。
- 保持头的竖直，向前看。
- 左腿结实有力地站在地面上，伸展躯干的前侧。
- 躯干和臀部在一条线上，肩膀展宽、向后。

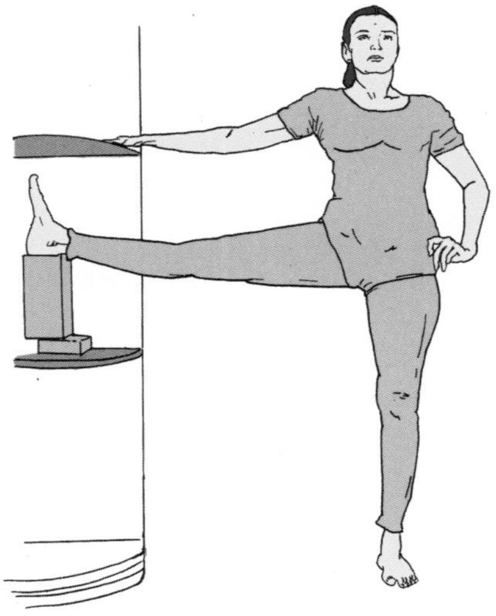

图8.a.1

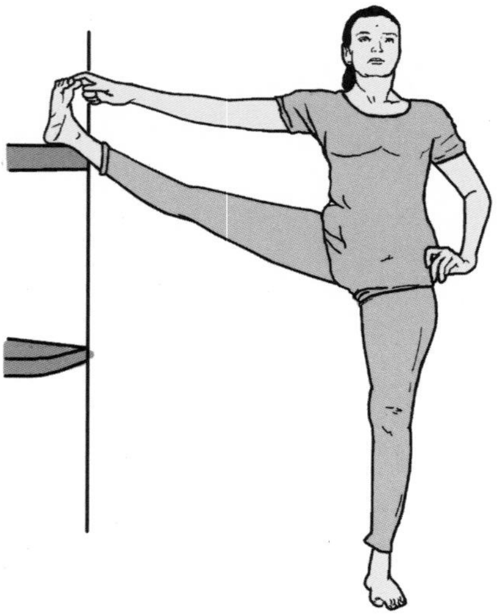

图8.a.2

- 胸腔展宽。
- 保持20秒，在另一侧重复练习。
- 随着练习的深入，渐渐把腿抬得更高（图8.a.2）。

b. 背靠墙

- 山式站立，后背靠墙，在身体的右侧0.6～0.9米远的位置放一张凳子。双手掌贴于墙上。
- 屈右腿，抬起右腿放在凳子上，伸直。
- 保持右腿外缘和膝盖靠近墙，与臀部在一条线上。
- 左腿和左脚应当指向前方，不要向外转。
- 保持左腿伸直，提起躯干向上。
- 保持后背和墙面平行（图8.b）。
- 保持20秒。
- 放下腿，把凳子放在左边，在左侧重复练习。

c. 面对墙

- 站在窗架面前。凳子放在身体右侧。
- 山式站立，面对并靠近墙，距离凳子0.9米。

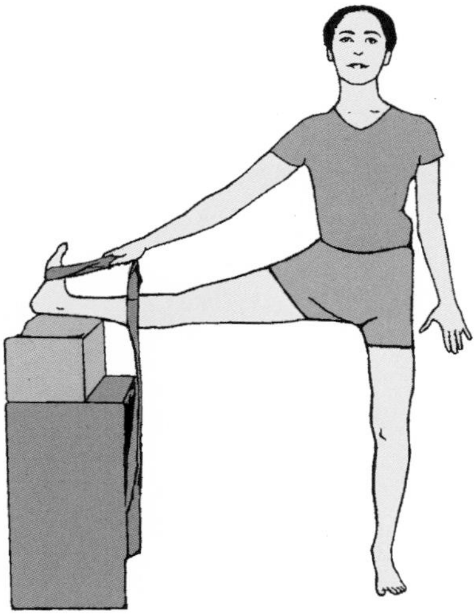

图8.b

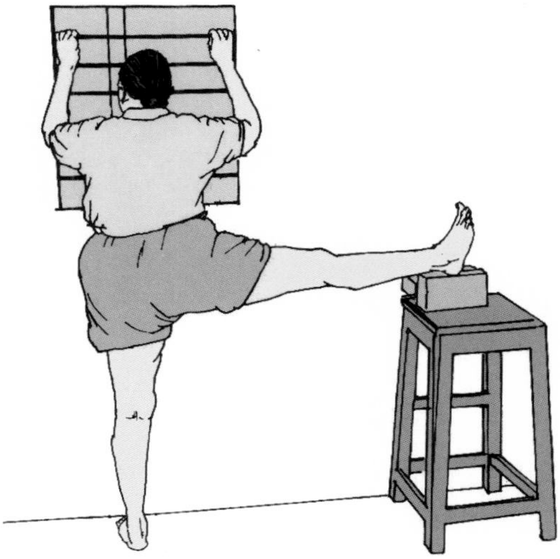

图8.c

- 抓住窗架。屈右腿，然后抬起，放在凳子上，伸直。
- 两侧臀部保持一条线。
- 右腿的内缘稍稍远离墙，使右腿和右臀部呈一条线（图8.c）。
- 保持30秒。
- 放下腿，在左侧重复。

提示

学习放松右腹股沟。为了提起脊柱，要使右腿外旋，大腿向地面压。可以重复练习这个体式2～3次。

9 扭转手抓脚趾式（Parivṛtta Hasta Pādāṅguṣṭhāsana）

a. 站在墙边，手抓窗架

- 把伸展带绕在窗架的最上端或握在手里。
- 山式站立，离墙、绳墙或桌子0.6～0.9米远，双手握住伸展带。
- 呼气，弯屈右腿，抬起右腿，把它放在墙上、窗架上或桌子上，使腿平行于地面。保持右脚竖直，伸展右腿。
- 如果脚在桌子上，就将伸展带绕过右脚，左手抓着带子，右手放在髋部。
- 上提躯干，转动躯干向右，使躯干左侧边缘与右大腿呈一平面。

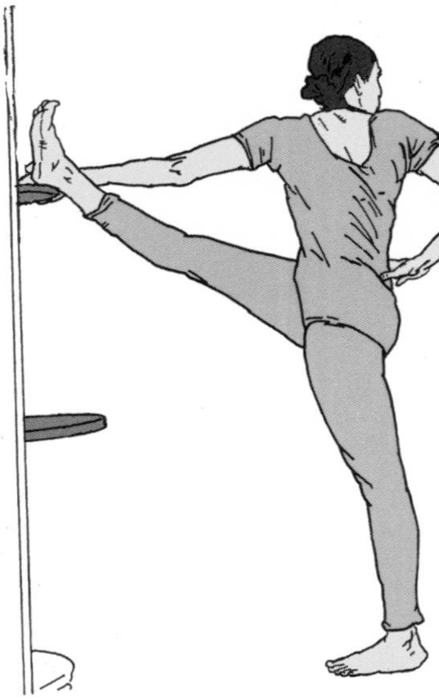

图9.a

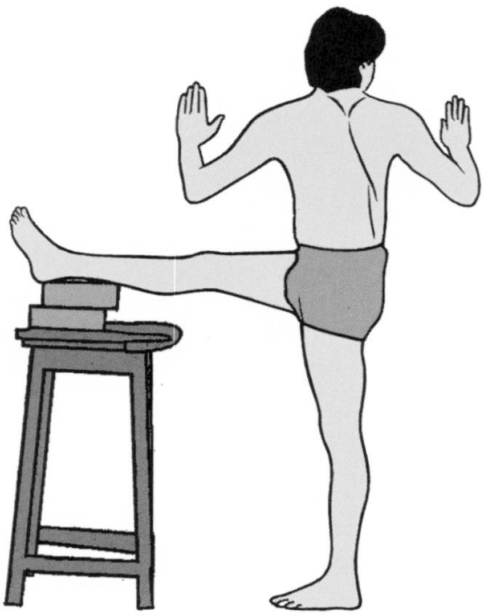

图9.b

• 保持双肩和躯干两侧与右侧躯干在同一平面上（图9.a）。

• 保持20秒，在另一侧重复。

b. 抵墙

• 将高凳放在墙边，站在凳子前，使躯干右侧与墙面平行。

• 举起右腿放在高凳上并转向墙，手掌置于墙面，转动躯干向右。

• 左腿保持稳固，躯干平行于墙（图9.b）。

• 保持20秒，在另一侧重复。

提示 在右侧或左侧一次性做这3个动作。每个体式每一侧保持半分钟。每个体式可以重复2～3次。

10 单腿弯屈伸展式（Utthita Hasta Eka Pāda Ākuñcanāsana）

提示　高凳放在墙边，凳子的高度与腿长相似。如果凳子不够高，就放一块砖在上面来增加高度。

a. 高凳靠墙

- 山式站立，离高凳的距离是10.16～15.24厘米。扶着高凳。屈右膝，右脚放在凳子上。
- 双脚应当朝前，不要朝外。
- 左腿保持伸直。
- 脚跟压住，保持脊柱竖直，提起躯干（图10.a）。
- 保持姿势半分钟，每侧重复2～3次，右脚和左脚交替放在凳子上。

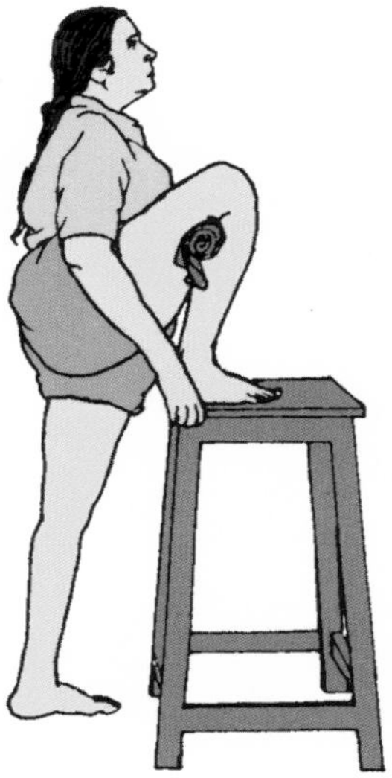

图10.a

b. 利用高凳或椅子支撑，手抓窗架或墙

- 窗架上缠一根绳子。高凳抵墙，放在窗架前（图10.b）。
- 山式站立，双脚朝前，离凳子1.2～1.8米远。保持脚跟和头呈一条线。
- 双手抓着绳子或带子。
- 呼气，弯屈右腿，抬起右腿，放在凳子上。
- 保持左腿伸直。
- 脚跟压住，保持脊柱伸直，提起躯干。
- 保持30秒，在另一侧重复。

c. 站立抵墙

- 站立，背靠墙，高凳离墙1.2～1.8米。
- 站立，保持后背触墙。手掌贴在墙上。
- 右脚放在凳子上。提起脊柱向上。（图10.c）
- 手掌推墙。
- 保持30秒，在另一侧重复。

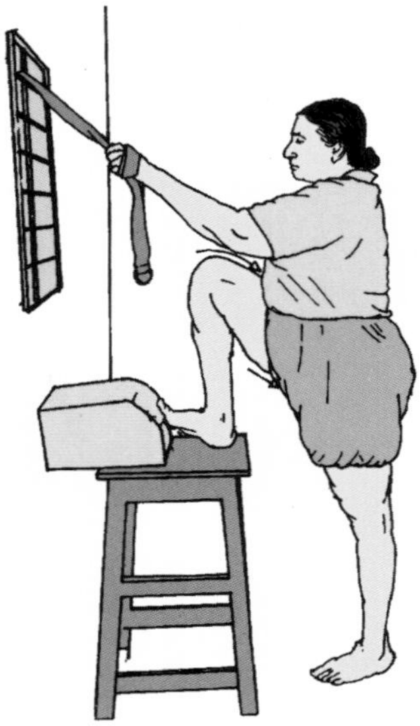

图10.b

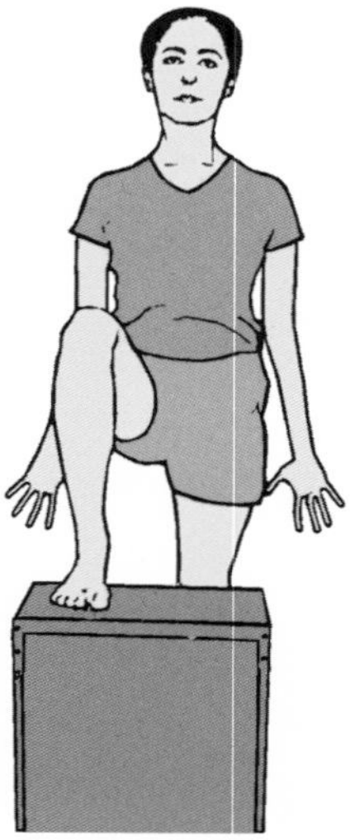

图10.c

学习

如果膝盖疼痛，在膝盖后侧放毛毯卷或手帕卷，可防止韧带断裂或缩短，膝盖的活动更加自由。

这几个变体对下背部疼痛、关节炎和坐骨神经痛有帮助。

11 侧单腿弯屈伸展式（Utthita Pārśva Hasta Pāda Ākuñcanāsana）

a. 面对墙站立

- 站在一面墙或带窗架的窗户前。凳子放在右侧，0.3～0.45米外。
- 弯屈右腿，抬起右腿，放在凳子上，保持手掌触墙。
- 右脚向外转。右腿内侧和右膝远离墙，与臀部呈一条线。
- 保持左腿和左脚垂直、面对墙。不要向外转。
- 提起躯干向上（图11.a）。
- 保持体式30秒。
- 放下腿，把凳子放在左侧，在左侧重复这个体式。

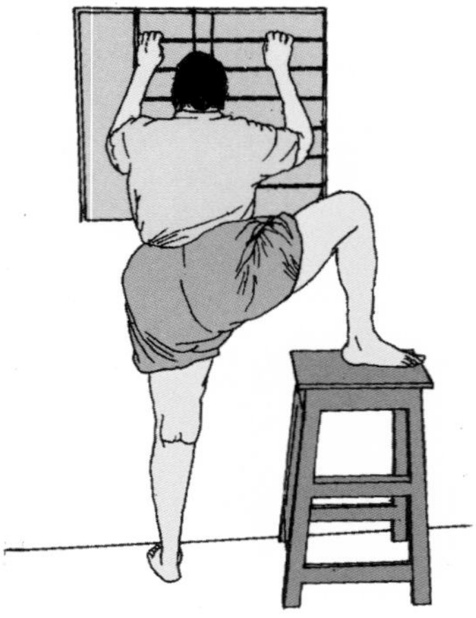

图11.a

- 每一侧保持半分钟。可重复这个体式2～3次。

b. 背对墙站立

- 山式站立，背部靠墙，凳子放在右侧，距离身体0.3～0.45米。手掌贴于墙上。
- 弯屈右腿，抬起右腿，放在凳子上。
- 右脚外转。保持右腿外侧和右膝靠近墙，与臀部呈一条线。
- 左腿和左脚应当直指向前，不要向外旋。
- 保持左腿伸直，提起躯干向上。
- 保持后背与墙平行（图11.b）。
- 保持体式30秒。
- 放下腿，把凳子放在左侧，在左侧重复这个体式。

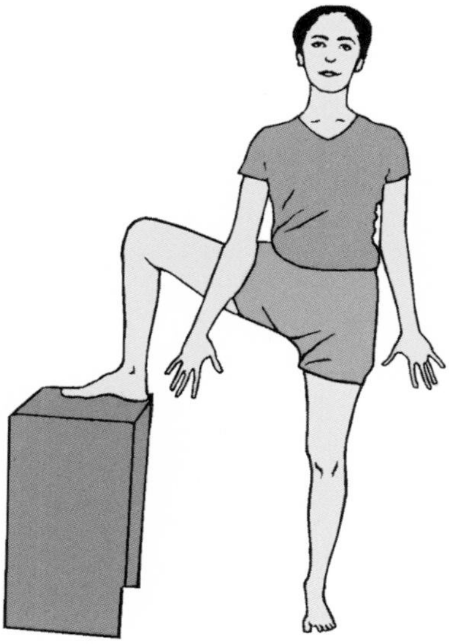

图11.b

第四部分
单腿平衡
(Paścima Pratāna Kriyā)

12 半莲花站立前屈伸展式（Ardha Padmottānāsana）

a. 伸展半莲花式（Utthita Ardha Padmāsana）

- 山式站立。
- 吸气，抬起右腿。弯屈膝盖，把右脚放在左大腿上。左手握着右脚，使它稳固。右膝向下沉。
- 右手放在腰间。
- 这个姿势叫做伸展半莲花式（图12.a.1）。
- 吸气，举起右臂，如手臂上举式（Ūrdhva Hastāsana）（图12.a.2）。
- 右腿在姿势中稳定后，也举起左臂。

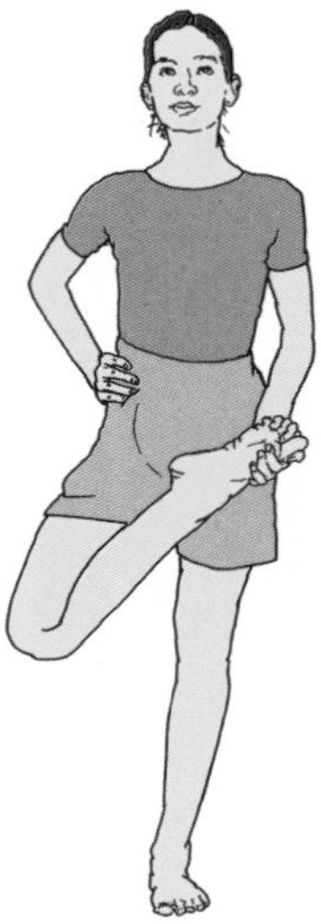
图12.a.1

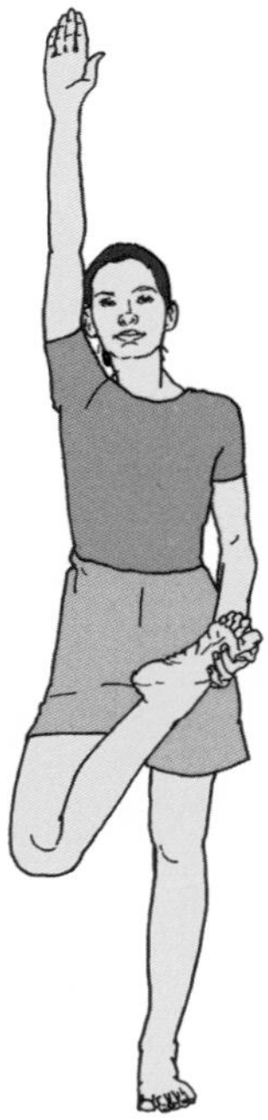
图12.a.2

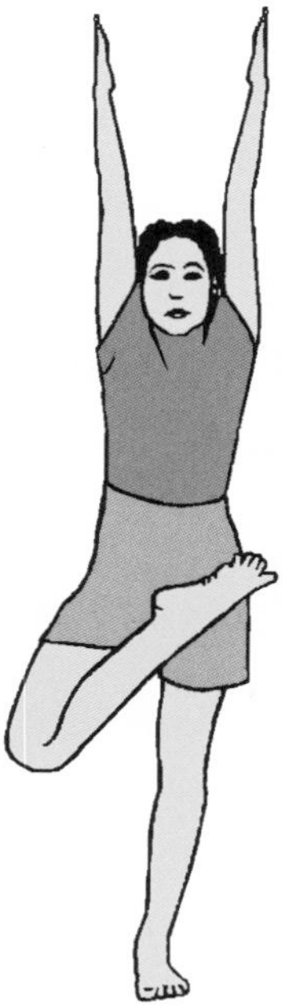
图12.a.3

- 保持手掌相对。
- 这就是手臂上举伸展半莲花式（Ūrdhva Hasta Utthita Ardha Padmāsana）（12.a.3）。
- 学习稍稍向前推送身体，使左脚跟和坐骨呈一条线。右膝向后推。

b. 半莲花站立前屈伸展式

- 呼气，前屈，双手掌置于地上。
- 吸气，手掌压地，伸展躯干的侧面，伸长脊柱。保持手臂伸直，手肘内收。
- 从肋骨底端向前伸展躯干。
- 提起胸腔，伸长颈部，向上看（图12.b.1）。
- 呼气，弯屈手肘，向地面伸展躯干。
- 将腹部靠在大腿上休息，将头靠在膝盖上休息（图12.b.2）。

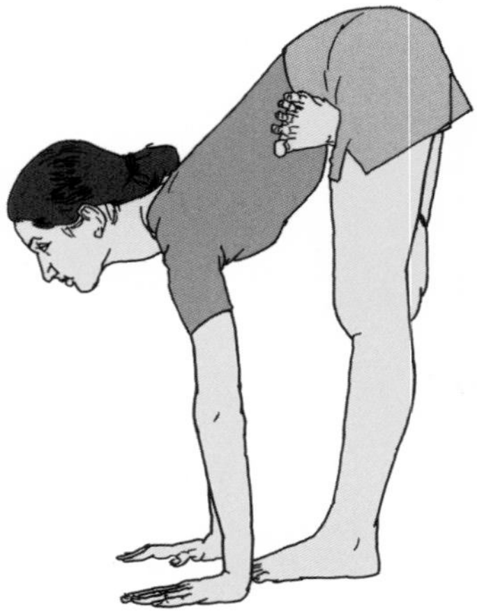
图12.b.1

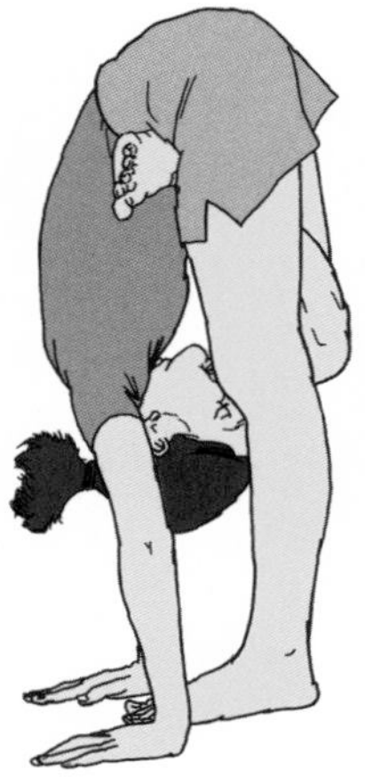
图12.b.2

• 保持20～30秒。背部凹陷，抬起躯干，松开体式。在另一侧重复。

提示　本部分前五中的图中，每个姿势保持10～20秒。

第五部分
侧向扭转-单腿平衡
(Parivṛtta Kriyā)

13 扭转半月式
(Parivṛtta Ardha Candrāsana)

• 进入扭转三角式（Parivṛtta Trikoṇāsana）（图13.a）。

• 屈右腿，然后把左手放在右脚前方0.3～0.38米的位置（图13.b）。

• 提起左脚跟，同时腿保持伸直。左手掌或手指按压地板；躯干向头的方向移动，直直地抬起左腿（图13.c）。

• 躯干向前伸展，左腿向后、向脚的方向伸展，大腿和膝

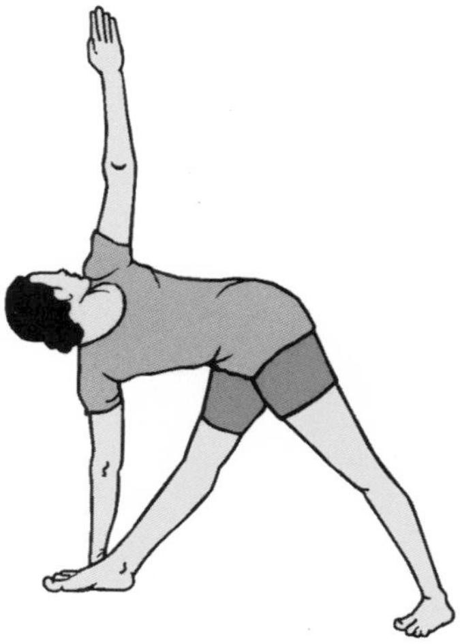

图13.a

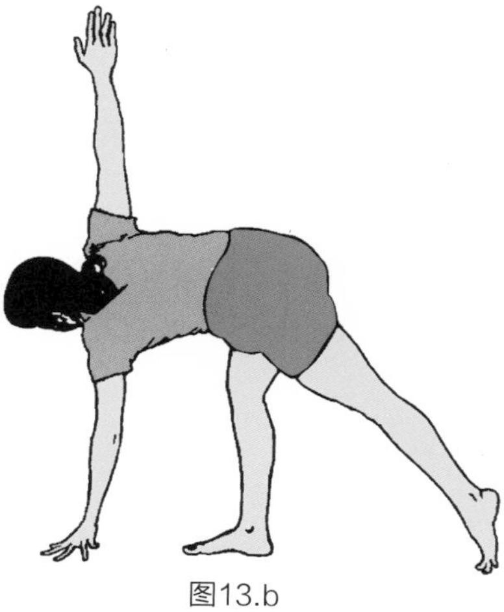

图13.b

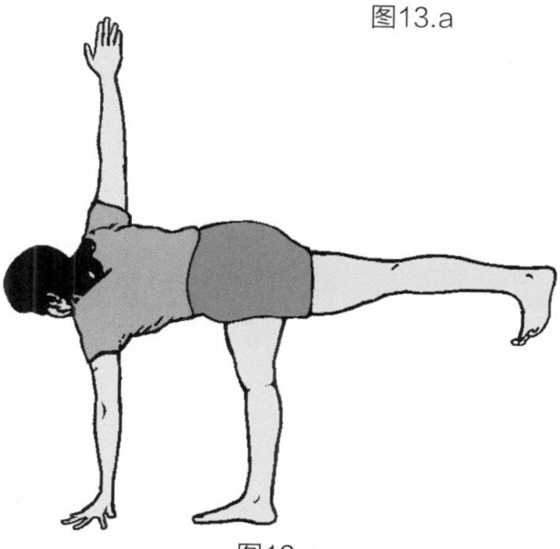

图13.c

盖保持上提。

• 打开胸腔。

• 保持20秒。左脚回到地板，回到扭转三角式，然后，提起躯干，面向前方。在左侧重复练习。

提示 练习者应当在学习扭转半月式前，先学习半月式（Ardha Candrāsana）。可以借助墙来练习扭转半月式。

练习者可以按照以下的三个方法，利用墙来练习这个体式。

1. 站立，左侧近墙。右腿在前，把左脚放在墙上。然后在另一侧重复，左腿在前，右脚上墙（图13.d）。
2. 背对墙站立，然后扭转，使脸和腹部面向墙（图13.e）。
3. 面对墙站立，然后扭转，使躯干背对墙（图13.f）。

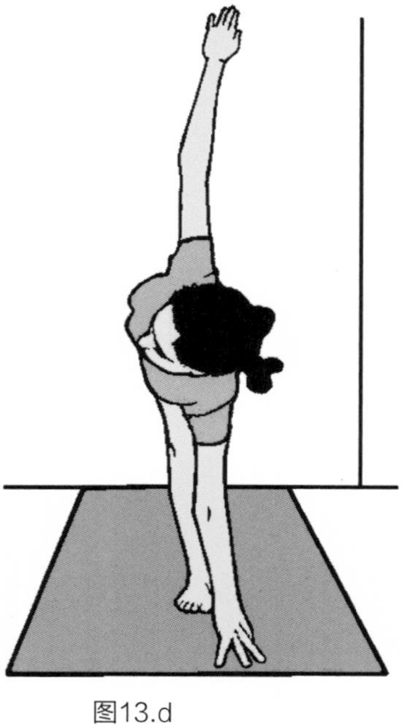

图13.d

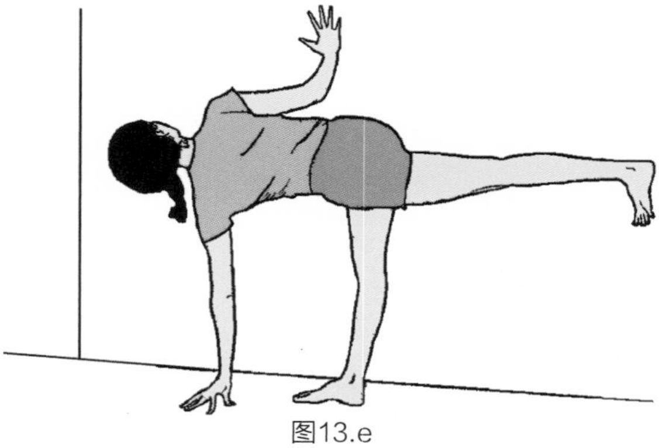

图13.e

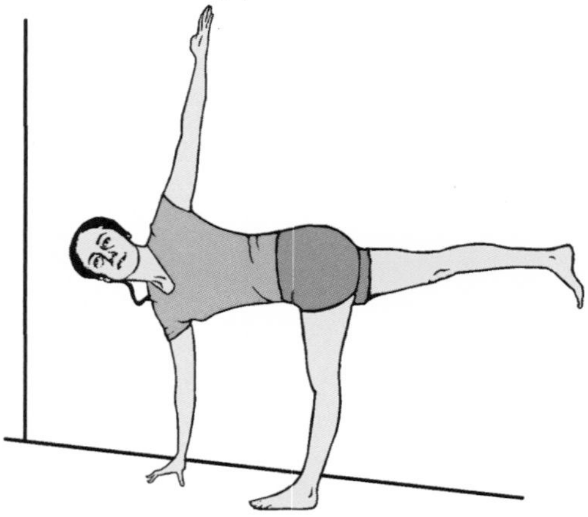

图13.f

第二章

坐立体式

（Upaviṣṭa Sthiti）

14 至善式（Siddhāsana）

- 坐立于手杖式。呼气，屈左腿，脚跟靠近会阴，脚掌抵住右大腿。
- 屈右腿，右脚放在左脚踝上，脚跟抵住耻骨，把脚掌放在左大腿和左小腿之间。
- 手掌放在髋部两侧，脊柱向上伸展。
- 把手背放在膝盖上，大拇指和食指相触，这就是智慧手印（Jñāna Mudrā）。
- 后背、脖子和头保持竖直，目视正前方（图14）。
- 保持1分钟。
- 松开腿，交换腿的位置。

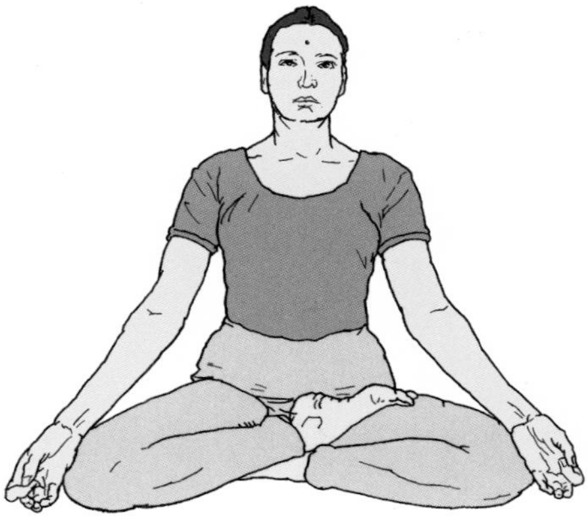

图14

提示　不要把身体的重量放在脚跟上。手掌置于双膝，脊柱上提。

15 莲花式（Padmāsana）

莲花式中练习者需令脚踝、膝盖和髋关节保持灵活。为了完成莲花式，做以下的动作，使这些关节做好准备。

你将按照以下的步骤来完成这个体式：

a. 半卡玛拉式（Ardha Kamalāsana）

- 学习进入单腿的卡玛拉式。

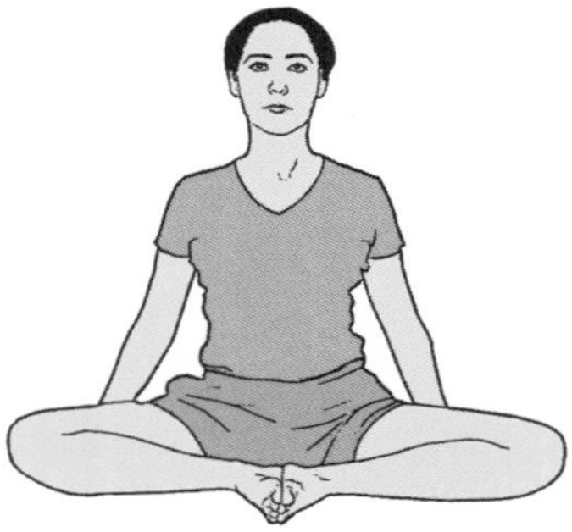

图15.a.1

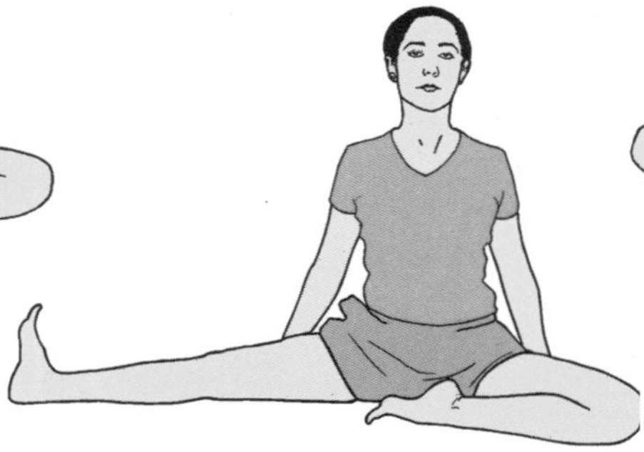

图15.a.2

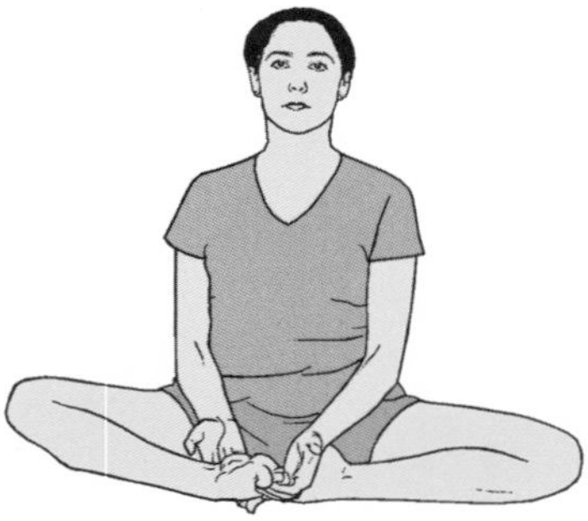

图15.a.3

- 坐立于束角式。小腿、脚踝和膝盖内侧外旋（图15.a.1）。
- 右腿向外伸展，即坐角式（图15.a.2）。
- 调整左脚，使跗骨和跖骨伸展、外旋。
- 弯屈右腿，把右脚脚背放在左脚上（图15.a.3和图15.a.4）。
- 使右腿的位置宽阔。
- 双膝之间的角度要宽。
- 抬起右脚，伸展跖骨，使右脚置于左脚踝上，使两脚踝相交。
- 双膝展宽（图15.a.5）。
- 这个体式接近于至善式（Siddhāsana）。
- 现在，抬起右脚，把右脚放在左大腿根上。尽量使双膝展宽，保持半分钟。这是半卡玛拉式（图15.a.6）。
- 松开右腿，回到束角式。
- 在另一侧重复。

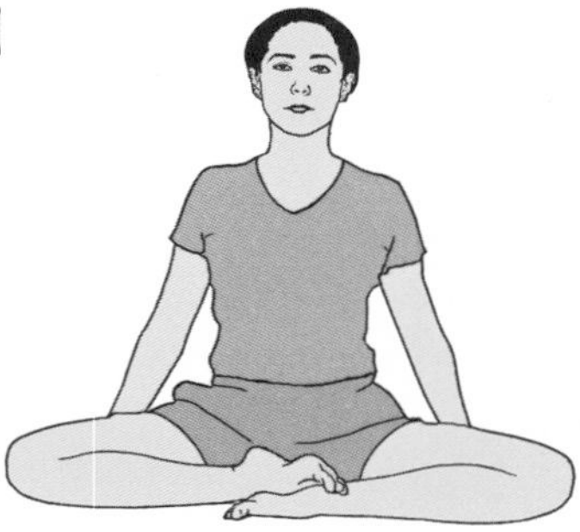

图15.a.4

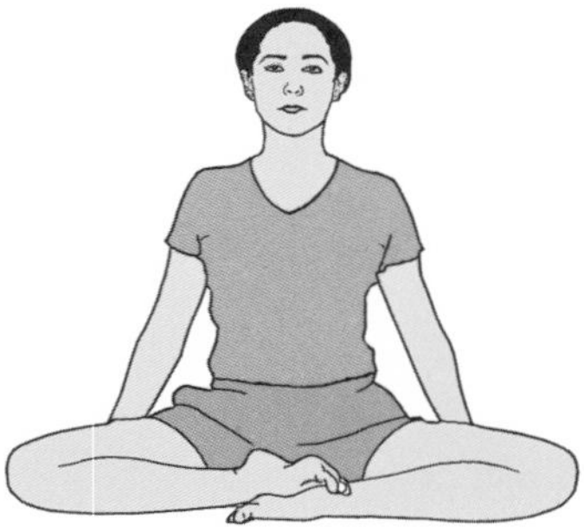

图15.a.5

提示 这个体式能使腹股沟、膝盖、脚踝和跖骨灵活。

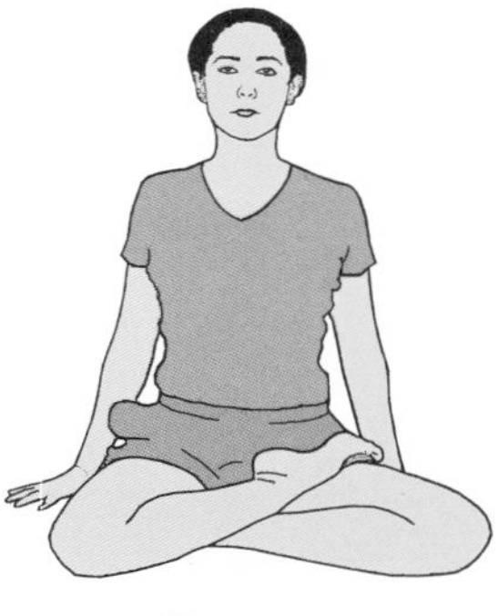

图15.a.6

b. 卡玛拉式（Kamalāsana）

- 按照前面的步骤，把右脚放在左大腿上。
- 把左脚往远处挪，握住脚跟外侧和左脚。抬起左脚，比脚踝位置高，然后放在右膝上（图15.b.1）。
- 双手置于髋部的两侧（图15.b.2）。

提示 双膝之间须保持角度宽阔。

在这个体式中，可以做下面的三个变体。

1. 如图15.b.2坐下，双掌放在髋部两侧，躯干向上伸展。
2. 可以在体式中，手握膝盖。双脚推压大腿，提起躯干向上（图15.b.3）。
3. 手背放在膝盖上，大拇指和食指相合。这是智慧手印（图15.b.4）。

有的人很难把左脚放在右膝上，这种情况，可以按照下面的步骤练习。

- 抬起左脚放在右膝，再放在右大腿上。
- 按上面的步骤，把右脚放在左大腿上。
- 折好的毯子或抱枕放在右膝前面。
- 把左脚放在毯子或抱枕上（图15.b.6）。
- 现在，左脚和右膝等高（图15.b.7）。
- 握着左脚，把左脚滑动到右膝上（图15.b.8）。

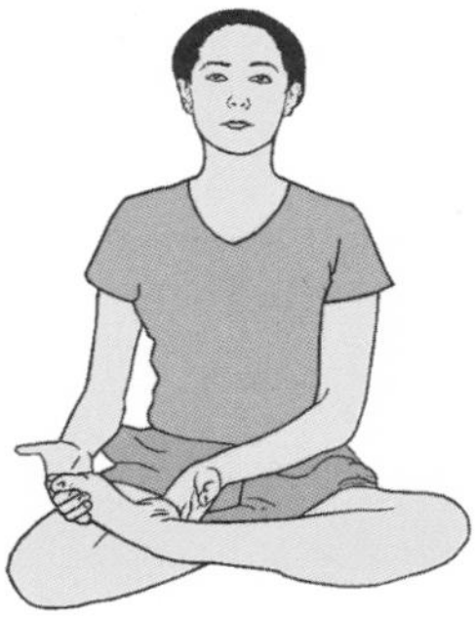

图15.b.1

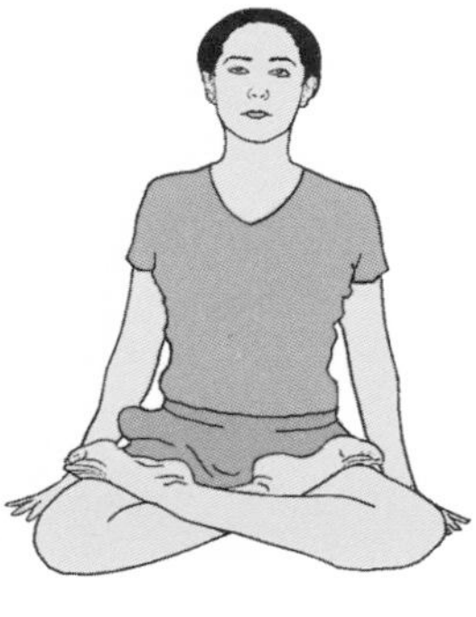

图15.b.2

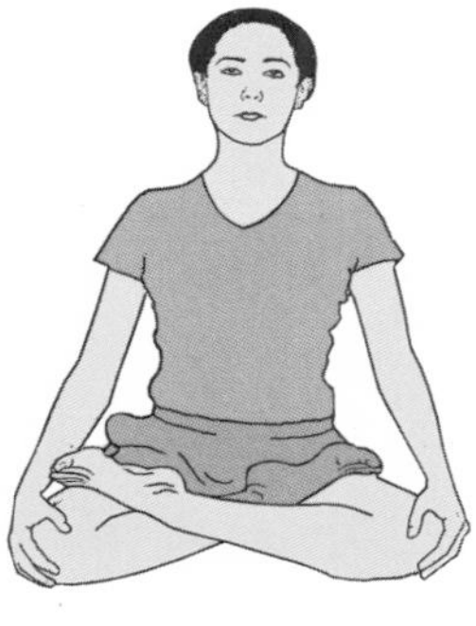

图15.b.3

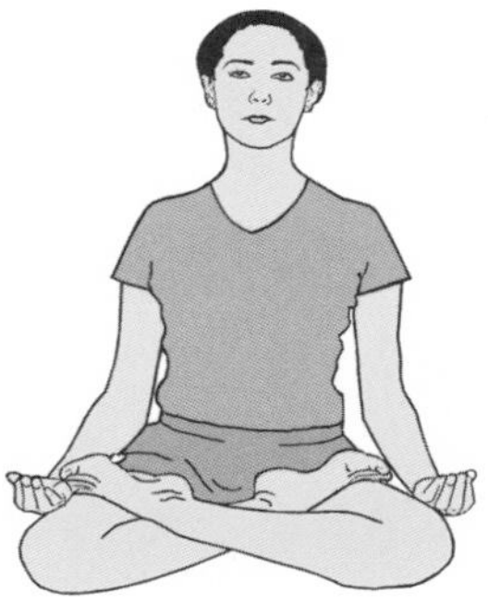

图15.b.4

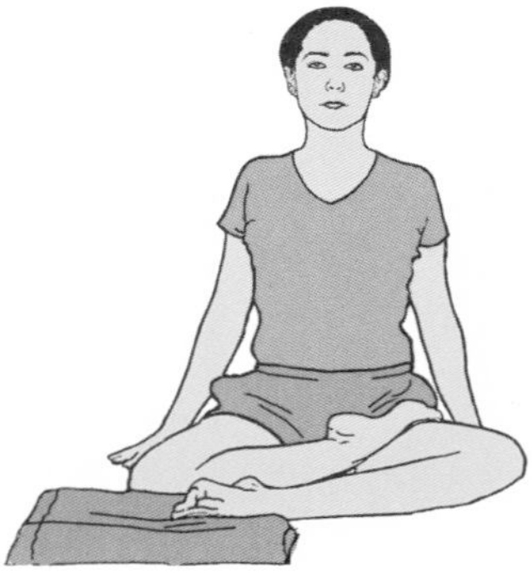

图15.b.5

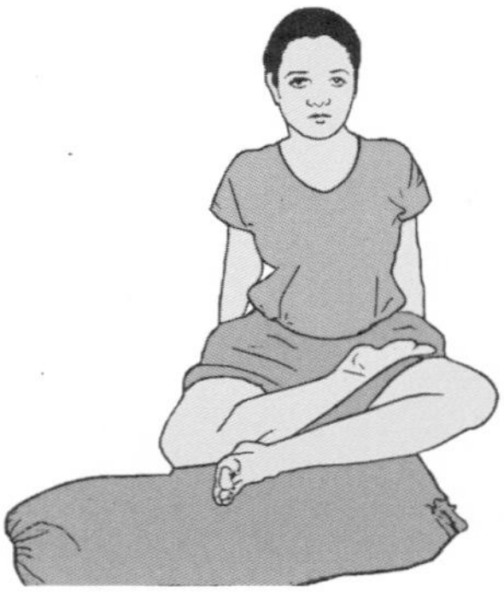

15.b.6

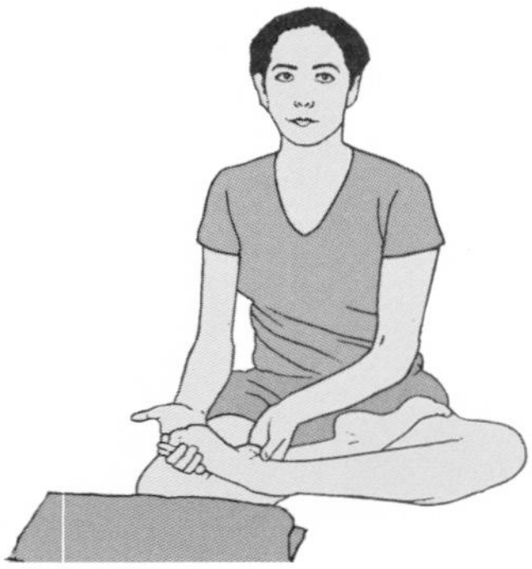

图15.b.7

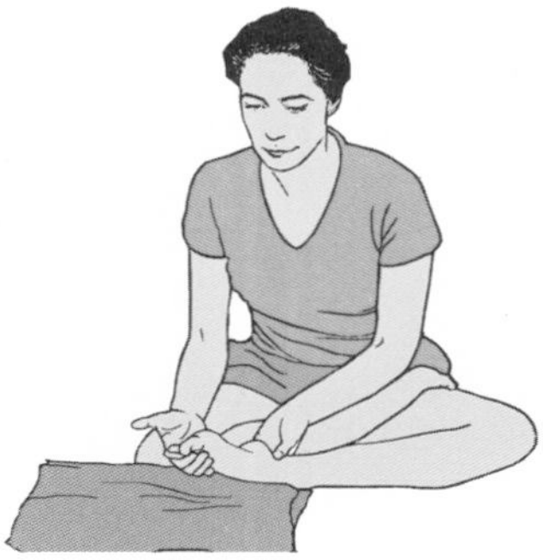

图15.b.8

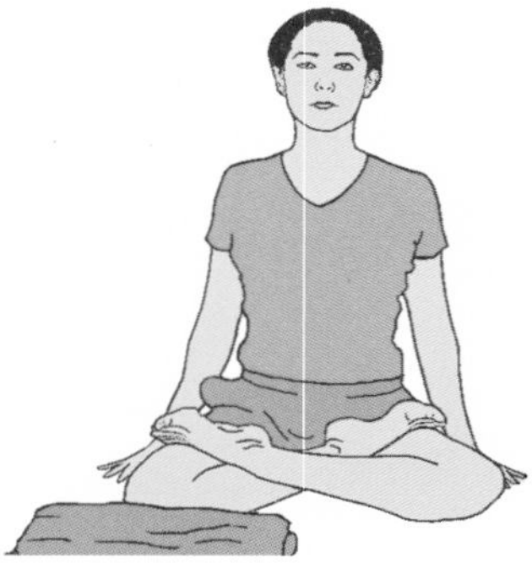

图15.b.9

提示

如果身体稍向前屈，左腿会更加轻盈，更容易滑到右膝上，手掌放在身体两侧，坐直。（图15.b.9）

也可以仰卧做这个体式，这样无需对抗重力。

c. 从上伸腿坐角式（Ūrdhva Prasārita Pāda Koṇāsanaa）进入

- 靠墙，进入仰卧上伸腿式（Ūrdhva Prasārita Pādāsana）。
- 分开双腿（图15.c.1）。
- 如束角式，弯屈左腿（图15.c.2）。
- 弯屈右腿，把右脚放在左脚上。握着脚踝，双膝展宽（图15.c.3）。
- 伸展跖骨，进一步移动双脚，使右脚踝在左脚踝上。手掌插入脚踝下方，像束角式一样双腿展宽（图15.c.4）。
- 右手握着左脚。现在，左手进一步拉右脚，把右脚放在左大腿上。双膝展宽（图15.c.5）。

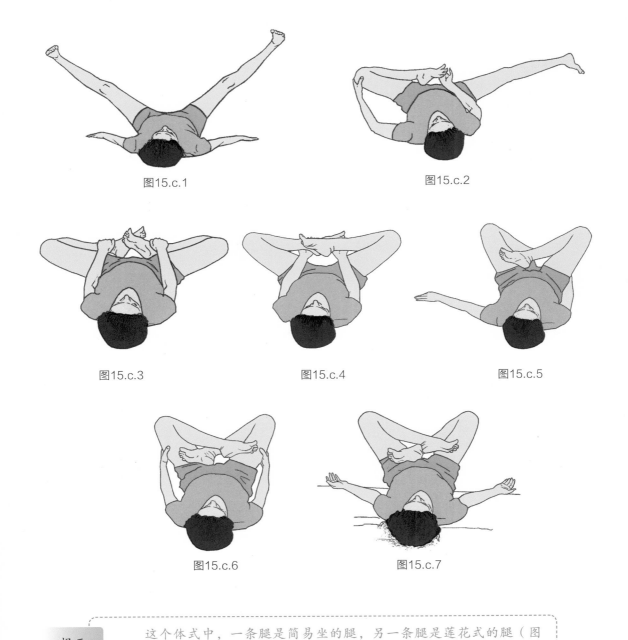

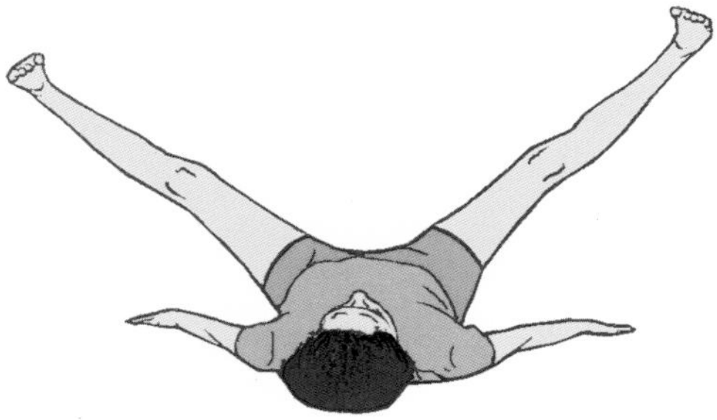

图15.c.1

图15.c.2

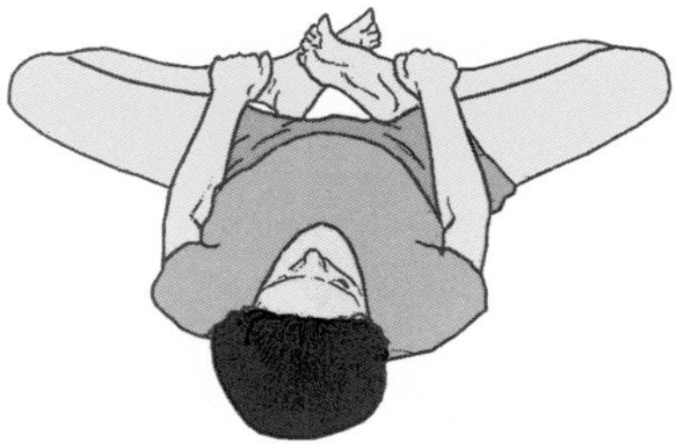

图15.c.3

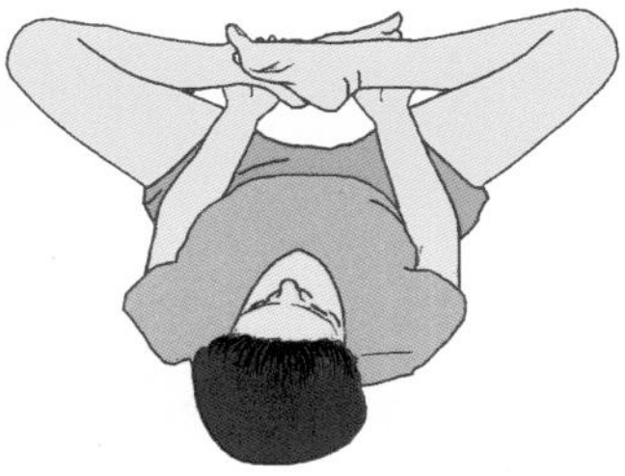

图15.c.4

图15.c.5

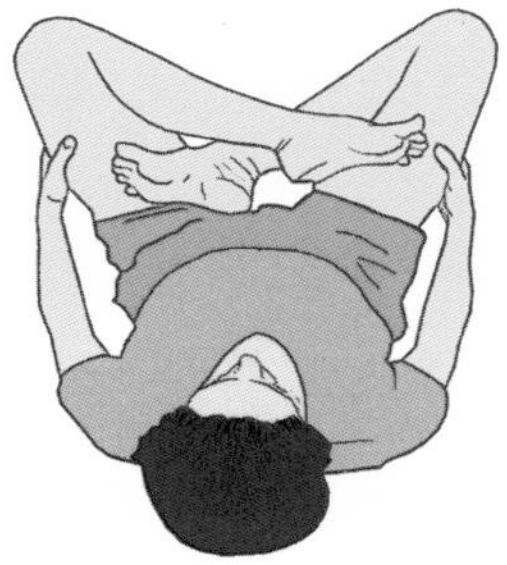

图15.c.6

图15.c.7

提示　　这个体式中，一条腿是简易坐的腿，另一条腿是莲花式的腿（图15.c.5）。

- 松开右腿，进入束角式，然后重复，把左脚放在右脚上。
- 现在，进入卡玛拉式。
- 按照前面的讲解，进入半卡玛拉式。弯屈左腿，放在右大腿上，然后展宽膝盖（图15.c.6和图15.c.7）。

提示

仰卧时，交叉的双腿有了更宽的根基。脚踝和双脚的交叉仍然是宽松的。膝盖弯屈的程度的改变，使膝盖的韧带和关节为莲花式做好了准备。大腿不那么僵紧了，就可以外旋得更多。无论你以坐姿还是仰卧学习这个体式，都不能为了把脚放在另一条大腿上，就把脚举得太高。练习者可以一条腿保持在卡玛拉式，另一条腿保持在简易坐。

d. 从仰卧进入

- 每个动作都要先在右侧重复，再在左侧重复3～4次，来获得身体关节的自由和灵活。

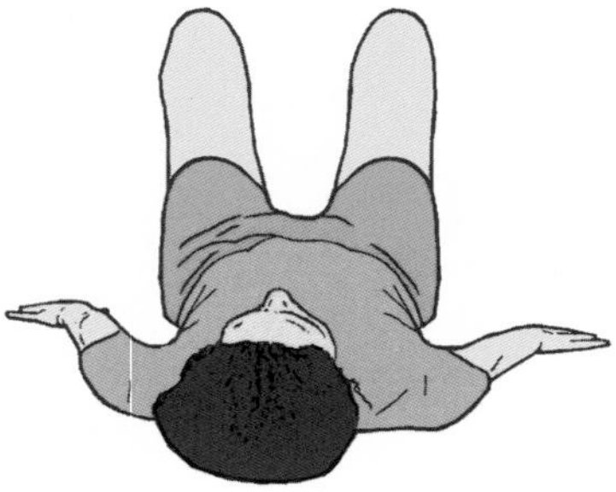

15.d.1

动作1

- 躺下，弯屈双腿（图15.d.1）。
- 弯屈右腿，把脚放在左四头肌上，使膝盖外侧的韧带伸展（图15.d.2）。
- 改变双腿的位置，把左脚放在右大腿四头肌上。重复练习。

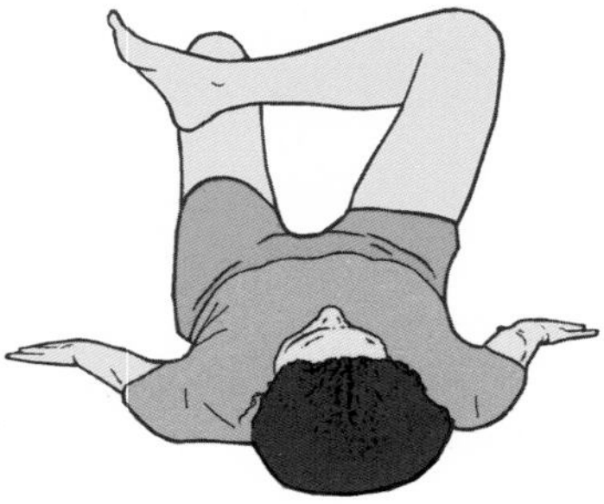

15.d.2

动作2

- 做出上述动作。把右脚拉到左大腿根处。
- 在左侧重复这个动作。

动作3

- 做出上述动作。弯屈左腿，用右手绕过左脚，放在右大腿上。在另一侧重复（图15.d.3）。
- 稳定后，把双手放在地板上（图15.d.4）。
- 松开左腿，再松开右腿。重复，先交叉左腿。

e. 双脚放在抱枕上，先做简易坐，然后做半莲花式。

有些人可能觉得上述方法很难，因为必须在空中抬起腿，对抗重力。

学习在仰卧姿势中做这个体式，抱枕消除了重力因素，对抗重力的动作变得容易了。

每个动作都要重复3～4次。

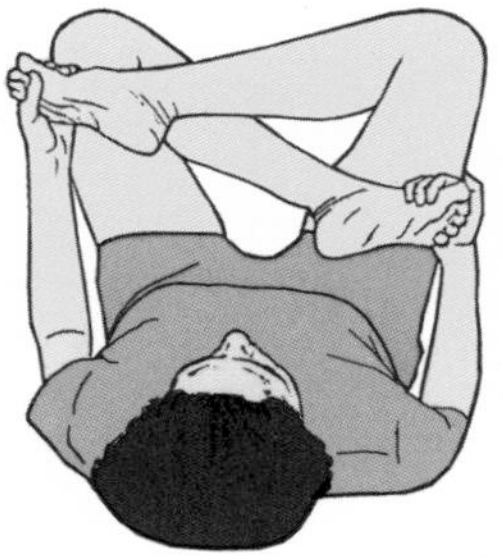

15.d.3

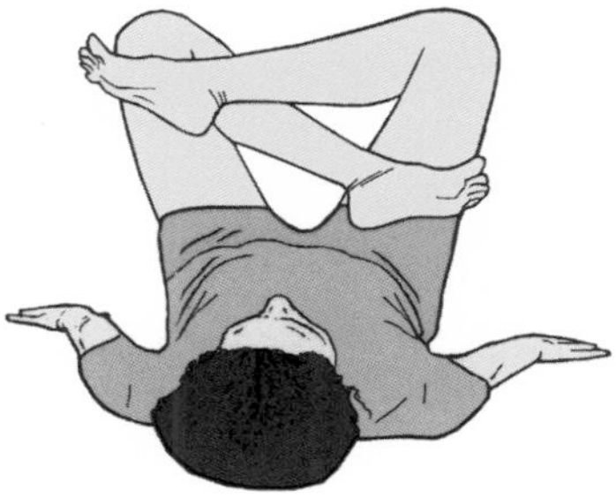

15.d.4

- 拿3个抱枕。躺下，臀部靠近抱枕。
- 双腿以简易坐式盘放在抱枕上。
- 双腿的交盘是宽松的（图15.e.1）。

- 现在，用左手把简易坐中的腿（图上是右腿）放到单腿卡玛拉式（Eka Pāda Kamalāsana）的位置上。
- 交换双腿的位置，重复练习（图15.e.2）。

- 现在，进一步进入半莲花式。右脚靠近做大腿根。现在，右腿呈莲花式，左腿是简易坐（15.e.3）。
- 交换双腿的位置，重复练习。
- 稍稍抬起左腿，放在右膝上（图15.e.4）。

- 右手握着左脚，滑到右大腿上，拉动左脚直到图15.e.5标示的位置上。
- 握着双脚，打开胸腔。这是卡玛拉式（图15.e.6）。
- 重复练习，使大腿和膝盖松软并习惯这个体式。
- 随着它们进一步松软，渐渐从卡玛拉式的练习进入莲花式的练习（图15.e.7）。

提示

总是以一条腿进入卡玛拉式，另一条腿以简易坐的方式来尝试练习，然后尝试一条腿保持在莲花式，另一条腿在简易坐。当大腿和膝盖足够松软，尝试以坐姿练习，并借助一个抱枕来抬起腿。一旦学会这些，可以继续学习莲花式。上述的步骤使韧带在避免受伤的情况下，得以逐渐伸展。

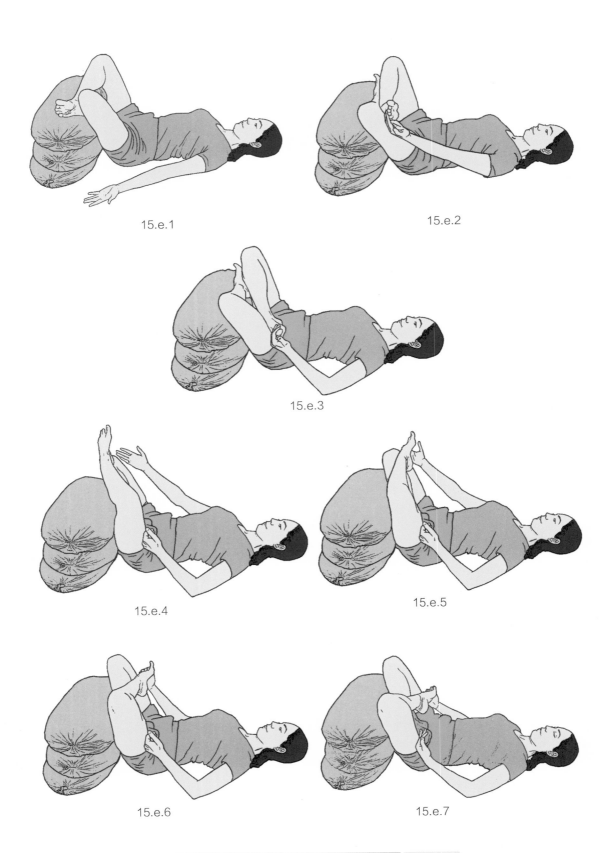

15.e.1

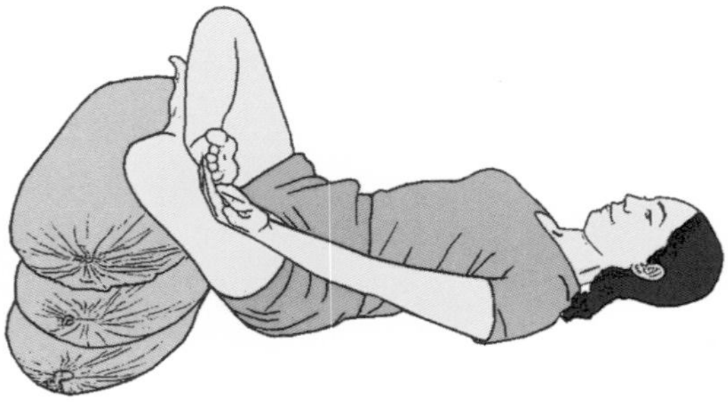

15.e.2

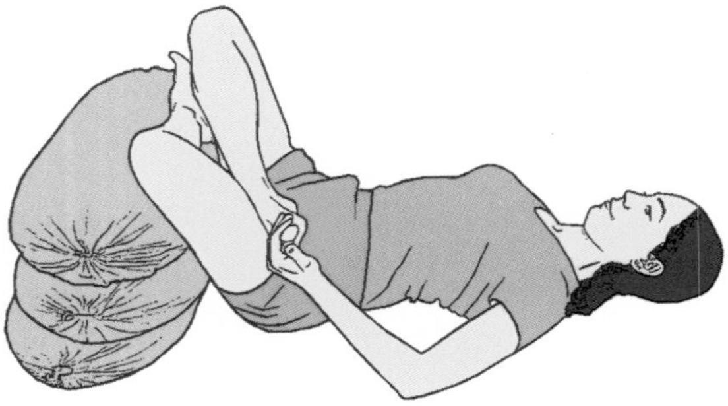

15.e.3

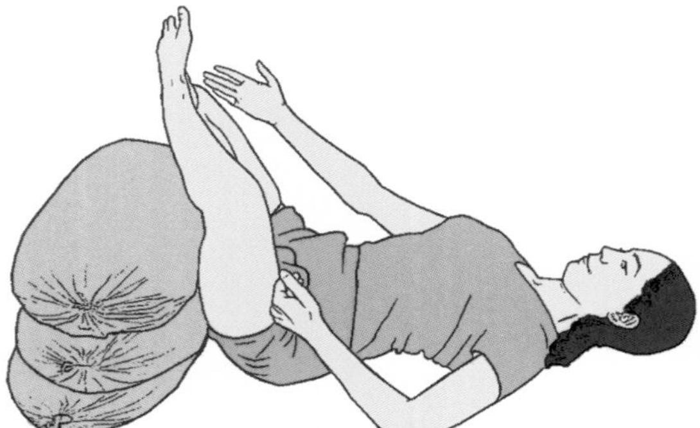

15.e.4

15.e.5

15.e.6

15.e.7

f. 莲花式

- 手杖式坐姿。呼气，弯屈右腿，双手握着右脚，把它放在左大腿上，靠近躯干下部。
- 呼气，弯屈左腿，双手握着左脚，把它放在右大腿上。坐直。
- 双手手背放在膝盖上，大拇指和食指相扣。伸展其他三根手指，这是智慧手印。这是完整的莲花式（图15.f）。
- 尽量保持在体式中，然后交换双腿。

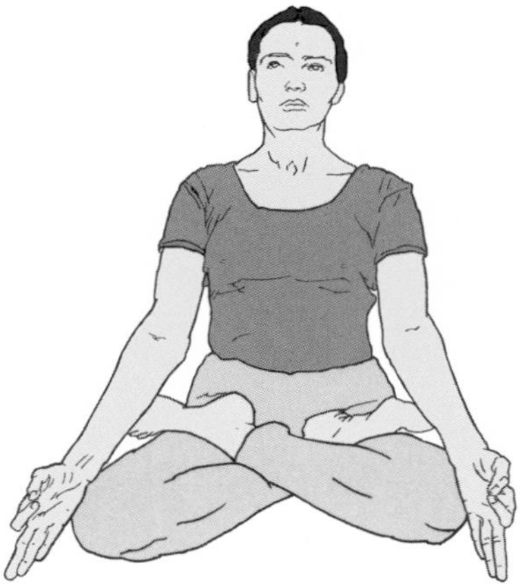

图15.f

提示

坐角式、卡玛拉式、至善式、半莲花式和莲花式都可以从坐角式进入。双腿打开，使腹股沟柔软。然后，屈腿，把脚放在大腿上。莲花式的腿是宽松的，腿部不能僵紧。反重力的力量消除了沉重感。一条腿在莲花式，另一条腿在简易坐的做法被称作绅士式（Bhadrāsana）。双腿都应该呈锐角。

16 坐山式（Parvatāsana）

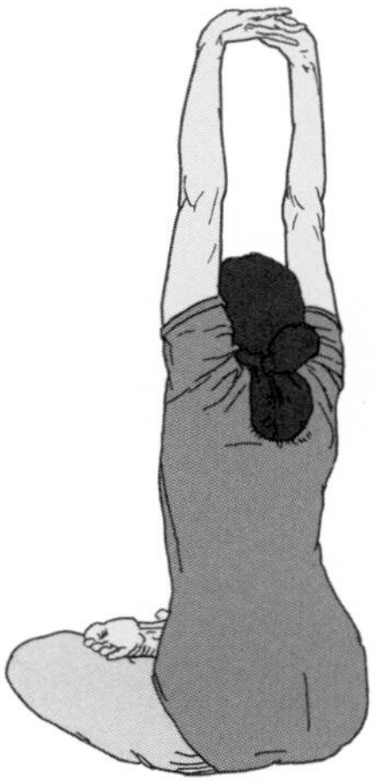

图16

- 进入莲花式，交扣手指，举起手臂向上，进入上举手指交扣式。
- 双脚推压大腿，向上延长躯干（图16）。
- 保持半分钟。
- 放下手臂。交换手指。举起手臂。
- 放下手臂。松开双腿。交换双腿。交扣手指，举起手臂向上。放下手臂，交换手指重复。

提示

可以在简易坐、英雄式、束角式、坐角式等所有坐姿体式中做上述的手臂和手指的动作。

第三章

前伸展体式

（Paścima Pratāna Sthiti）

17 侧手杖式（Pārśva Daṇḍāsana）

- 以手杖式坐立（见图17.a）。
- 保持大腿后侧肌肉和腓肠肌贴地，脚趾朝向天花板。
- 手掌置于臀部两侧，手指朝向腿的方向。
- 坐直，自然呼吸。
- 呼吸2次。
- 吸气，下压双腿，抬起双臂和躯干，如手臂上举式（见图17.b）。
- 吸气，从臀部提升躯干，从腋窝处延伸手臂持续向上。
- 呼气，扭转躯干向右（见图17.c）。左手扶右膝外侧，右手置于臀部后方（见17.d）。
- 呼吸2次。
- 呼气，持续扭转躯干向右，使双肩在一条线。
- 目视前方，保持30秒。
- 松开双手，扭转躯干朝前，成手杖式。
- 如上，在左侧重复。

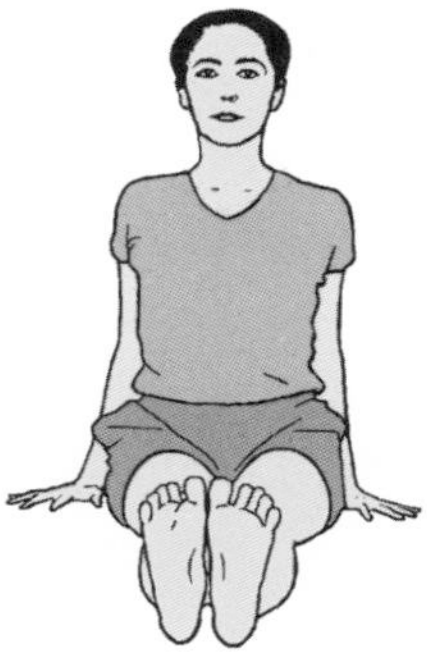
图17.a

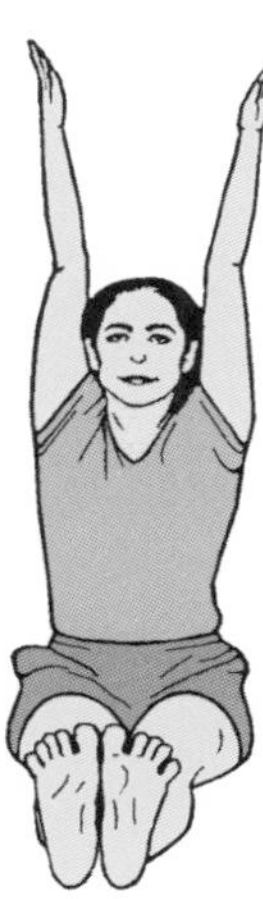
图17.b

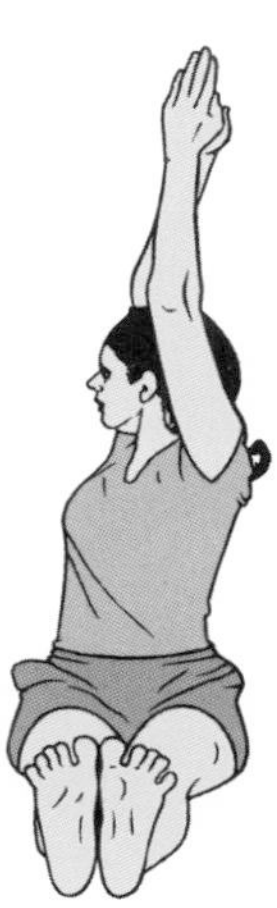
图17.c

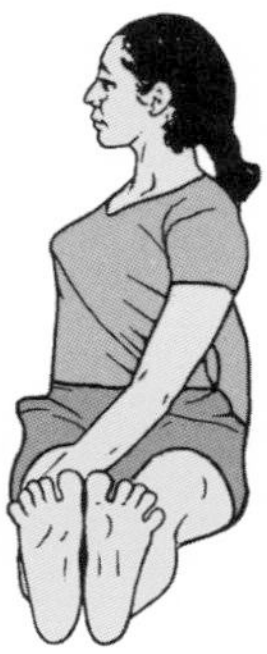
图17.d

18 面朝下侧坐角式
（Adhomukha Pārśva Upaviṣṭa Koṇāsana）

- 坐立于坐角式（Upaviṣṭa Koṇāsana）（图18.a）。
- 吸气，抬起手臂进入手臂上举坐角式（Ūrdhva Hasta Upaviṣṭa Koṇāsana）（图18.b）。
- 呼气，扭转躯干向右。双腿后侧压向地面（图18.c）。
- 左手置于右大腿上，右手置于右臀后略远处。躯干中线应在右腿前方。
- 呼气，扭转躯干向右。
- 此为侧坐角式（Pārśva Upaviṣṭa Koṇāsana ）（图18.d）。
- 向右脚延伸双臂。
- 呼气，前屈躯干于右腿上，双手握住右脚。
- 抬起躯干，胸腔和头部。保持后背凹陷，呼吸1次。
- 此为手抓脚侧坐角式（Pādāṅguṣṭha Pārśva Upaviṣṭa Koṇāsana）（图18.e）。
- 呼气时，前屈，将头部和躯干置于右腿上。保持半分钟。
- 进入最终体式侧坐角式（Pārśva Upaviṣṭa Koṇāsana）（图18.f）。
- 吸气，向上提升躯干和手臂。扭转躯干向前，放下手臂，坐立于坐角式。
- 如上，重复另一侧。

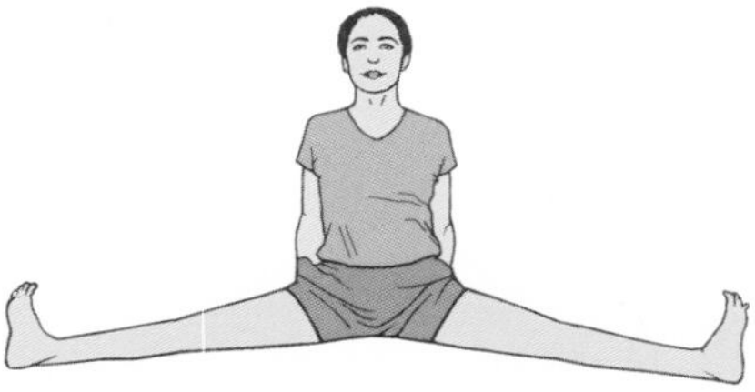
图18.a

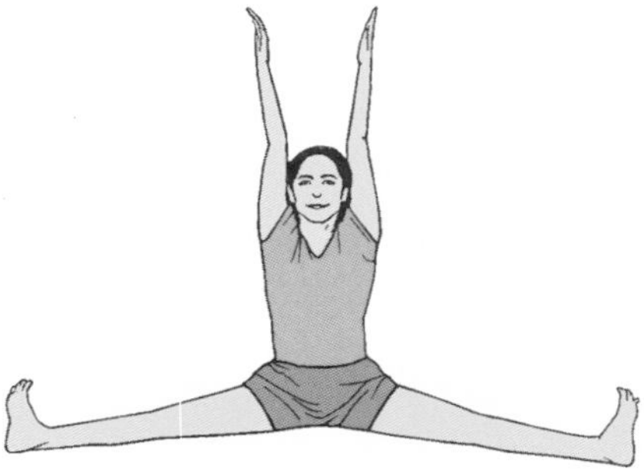
图18.b

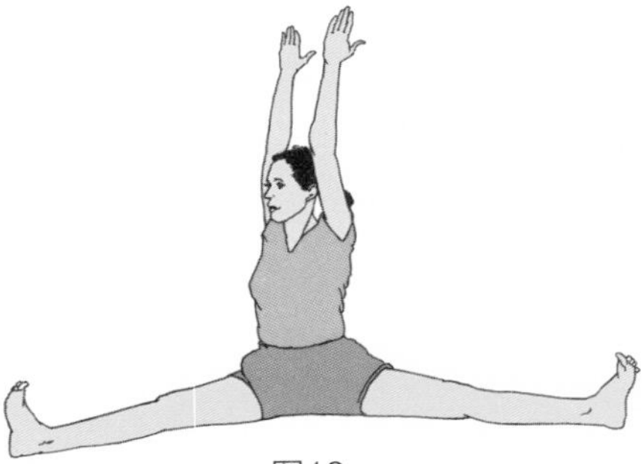
图18.c

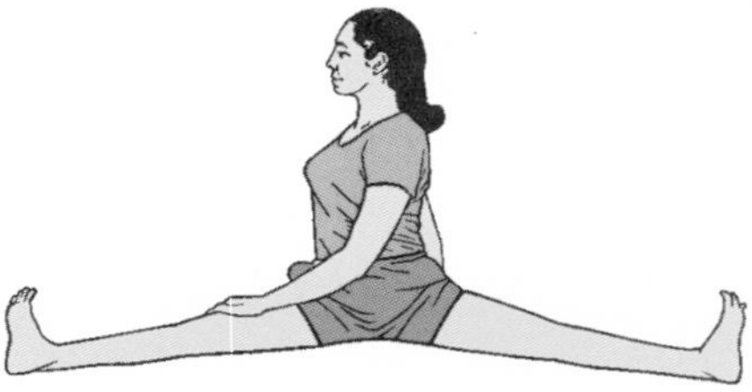
图18.d

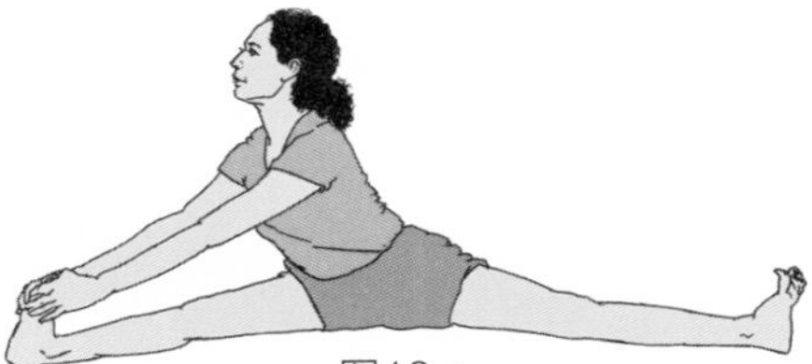
图18.e

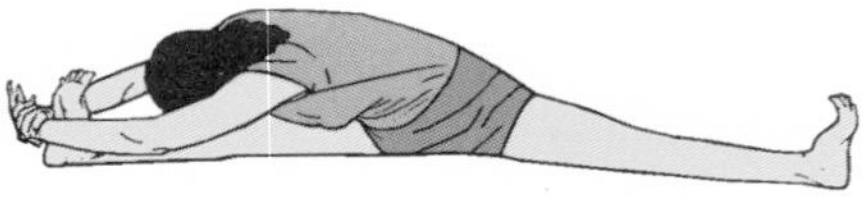
图18.f

提示 持续伸直另一侧的腿。

19 侧单腿头碰膝式（Pārśva Jānu Śīrṣāsana）

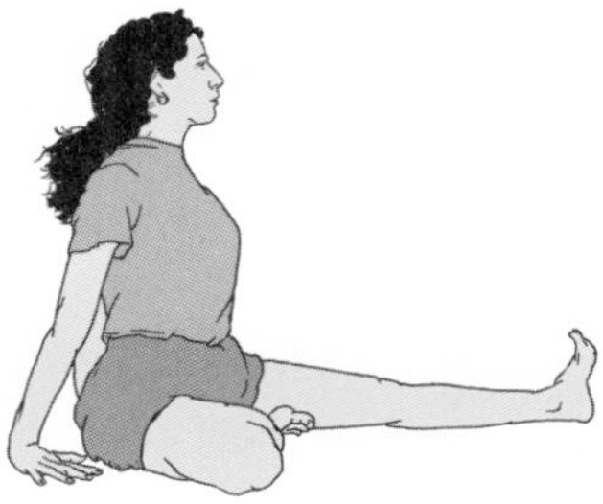
图19.a

- 坐立于手仗式。
- 屈右膝，置右脚跟于左大腿内侧的根部。右大脚趾贴于左大腿内侧。置右大腿和右小腿的外侧于地面上。
- 伸直左腿，大小腿后侧均贴于地面。脚趾指向天花板。
- 置手掌于臀部两侧，手指朝向左腿的方向。
- 坐直，自然地呼吸。呼吸2次（图19.a）。
- 吸气，下压双腿，向上提起手臂和躯干，如手臂上举式，进入手臂上举单腿头碰膝式（Ūrdhva Hastāsana-Ūrdhva Hasta Jānu Śīrṣāsana）（图19.b）。
- 吸气，从臀部提升躯干。从腋窝处，向上延伸手臂。
- 呼气，向左扭转躯干（图19.c）。
- 右手扶住左膝外侧，左手置于臀后方。呼吸2次（图19.d）。
- 呼气，进一步扭转躯干向左，使得双肩在一条线上。
- 平视前方。保持30秒。
- 松开双手，转身回正，坐立于手仗式。

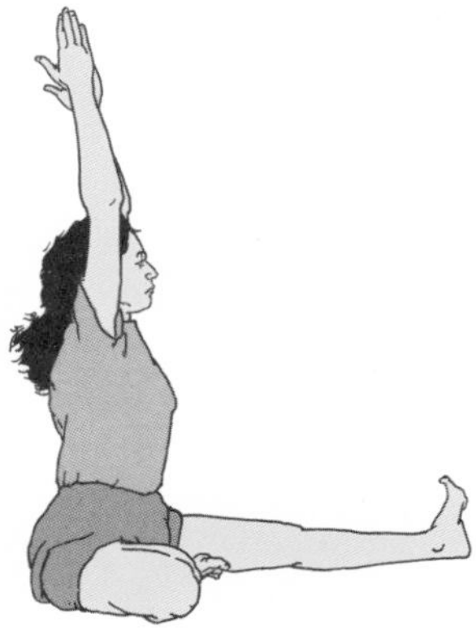
图19.b

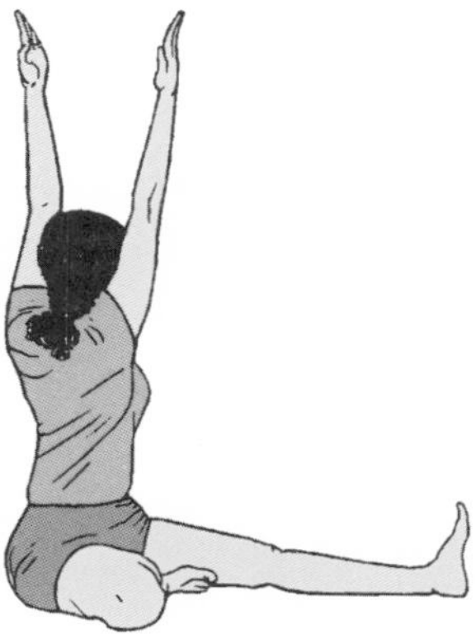
图19.c

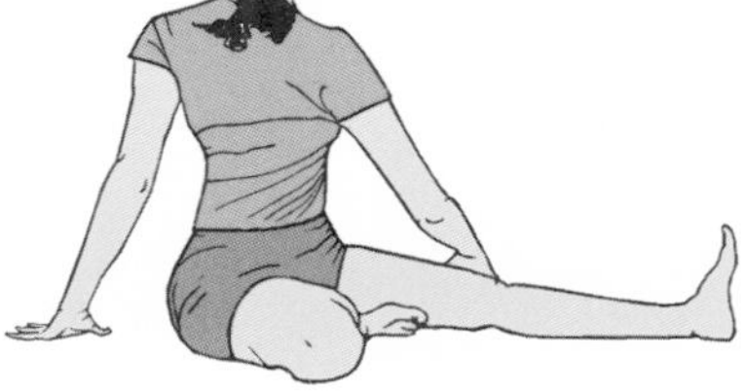
图19.d

• 进入伸展单腿头碰膝式（Utthita Jānu Śīrṣāsana）。如上，另一侧重复。

提示　完成如上动作后，即可进入单腿头碰膝式（Jānu Śīrṣāsana）。

20 半英雄面碰膝加强背部侧伸展式
（Tryaṅga Mukhaikapāda Paścimottānāsana）

20.a

• 坐立于手仗式。
• 屈右腿进入英雄坐（Vīrāsana）。右小腿内侧贴合于右大腿外侧。右脚平整地置于地面。
• 置手掌于臀部两侧，手指朝向腿的方向。
• 坐直，打开双肩。提起胸腔，双肩向后转。左腿稳固如棒，展开左脚脚趾，指向天花板。
• 保持平衡。此式为伸展半英雄面碰膝加强背部伸展式（图20.a）。

提示　身体、伸直的腿以及脚可能会向手仗式那一侧倾斜。将身体重心置于英雄坐这一侧的腿上来避免倾斜。

• 呼吸2次。
• 吸气，下压双腿，向上抬起手臂和躯干。
• 从臀部提升躯干。
• 从腋窝处向上延伸手臂。
• 此为手臂上举半英雄面碰膝加强背部伸展式（图20.b）。
• 呼气，扭转躯干向左（图20.c）。
• 右手扶住左膝外侧，左手置于臀后（图20.d）。
• 呼吸2次。
• 呼气，进一步扭转躯干向左，使得双肩成一线？
• 目视前方，保持30秒。
• 此为半英雄面碰膝加强背部侧伸展式。

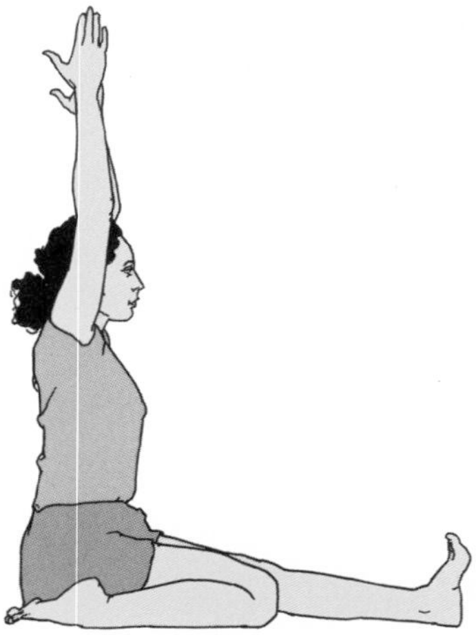
20.b

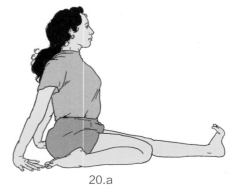

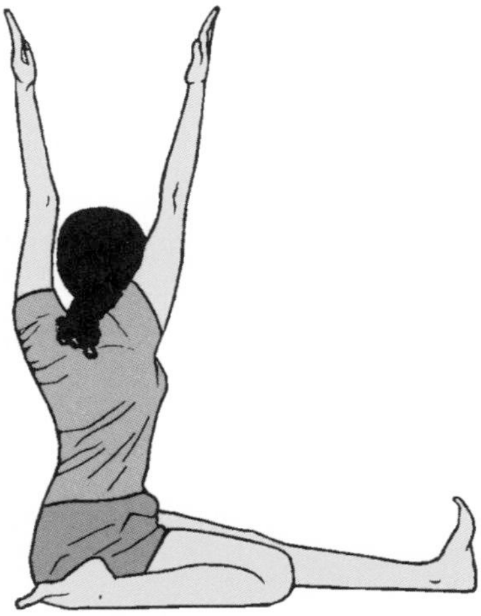

20.c

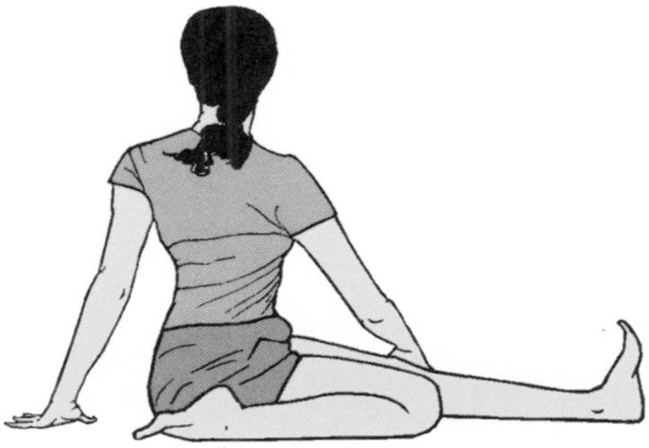

20.d

• 此为半英雄面碰膝加强背部侧伸展式。

• 松开双手，转身回正，坐立于手仗式。

• 进入伸展半英雄面碰膝加强背部伸展式

（Utthita Triaṅga Mukhaikapāda Paścimottānāsana），在另一侧重复以上动作。

提示　完成如上动作后，可进入半英雄面碰膝加强背部伸展式。

21 半莲花手抓脚加强背部伸展式（Ardha Baddha Padma Paścimottānāsana）

此体式分两个步骤完成：

a. 半莲花加强背部伸展式

分五步来完成：

1. 伸展半莲花背部伸展式。
2. 手臂上举半莲花背部伸展式。
3. 半莲花背部侧伸展式。
4. 手抓脚趾半莲花背部伸展式。
5. 半莲花加强背部伸展式。

提示　以上动作两侧练习，各3～4次。熟练后，可按顺序练习。

a.1. 伸展半莲花背部伸展式

（Utthita Ardha Padmāsana）

- 坐立于手仗式。
- 屈右腿，右脚置于左大腿上，靠近腹股沟。
- 置双手于臀部两侧。
- 伸展左脚脚趾，趾尖朝向天花板。保持左腿伸直、稳固。
- 如上，重复另一侧。
- 此为伸展半莲花背部伸展式（图21.a.1）。

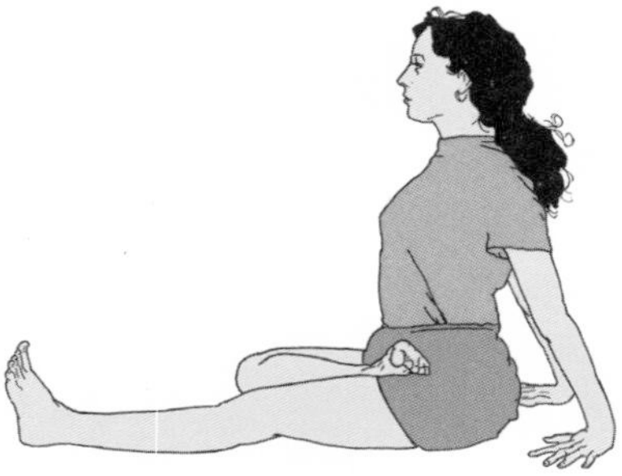

图21.a.1

提示　右膝尽可能靠近左膝。坐直，打开双肩。提起胸腔，双肩转向后。

a.2. 手臂上举半莲花背部伸展式

（Ūrdhva Hasta Ardha Padmāsana）

- 坐立于半莲花背部伸展式（Ardha Padmāsana）。
- 右脚压向左大腿，向上抬起手臂和躯干如手臂上举式。此为手臂上举半莲花背部伸展式（图21.a.2）。
- 如上，重复另一侧。

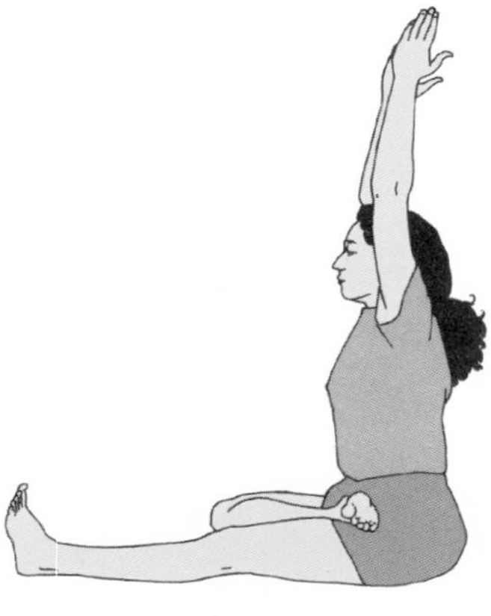

图21.a.2

提示　学习下压右脚于左大腿，从臀部提升躯干向上。

a.3. 半莲花背部侧伸展式（Pārśva Ardha Padmāsana）

- 坐立于手臂上举半莲花背部伸展式。
- 扭转躯干向右。
- 左臂置于右大腿上，扶住右腿外侧。
- 右手置于左臀后。
- 扭转躯干向右。

• 如上，重复另一侧。

a.4. 手抓脚趾半莲花背部伸展式

（Pādāṅguṣṭha Ardha Padmāsana）

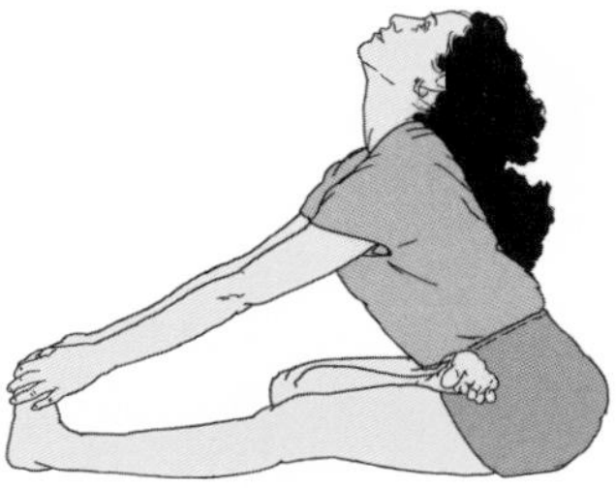

图21.a.4

• 坐立于手臂上举半莲花背部伸展式。

• 吸气，从腋窝处延伸手臂。

• 呼气，向前延伸躯干两侧，双手握住左大脚趾或左脚。

• 吸气，抬头，提升脊柱，背部凹陷。此为手抓脚趾半莲花背部伸展式（图21.a.4）。

• 如上，重复另一侧。

a.5. 半莲花加强背部伸展式

（Ardha Padma Paścimottānāsana）

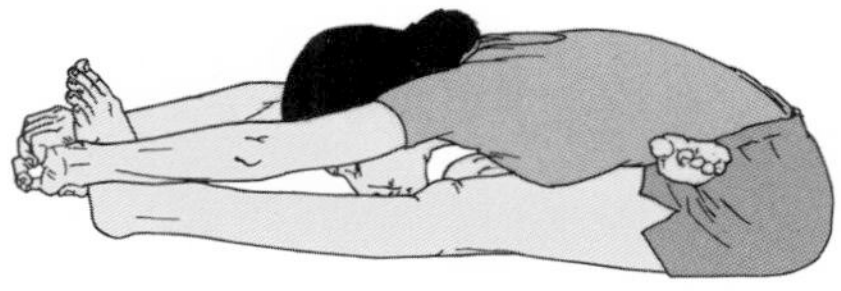

图21.a.5

• 呼气，从腰部向头的方向延伸躯干，屈手肘，置头部于左膝上。如可以，将鼻子，以至下颌置于膝盖上。此为半莲花加强背部伸展式。

• 保持20秒，自然地呼吸。

• 抬头，提升躯干，凹陷背部，松开双手。放松双腿，回到手仗式。

• 如上，重复另一侧。

b. 半莲花手抓脚加强背部伸展式（Ardha Baddha Padma Paścimottānāsana）

分四步来完成：

1. 伸展手抓脚半莲花背部伸展式。
2. 手臂上举手抓脚半莲花背部伸展式。
3. 手抓脚半莲花背部伸展式。
4. 手抓脚半莲花加强背部伸展式。

b.1. 伸展手抓脚半莲花背部伸展式（Utthita Ardha Baddha Padmāsana）

• 坐立于半莲花背部伸展式。

• 右臂绕于体后，握住右脚大脚趾。

提示 如手触脚难以做到，可将右肩向后旋，然后在脚上，手握瑜伽带即可。左手置于左臀后方。

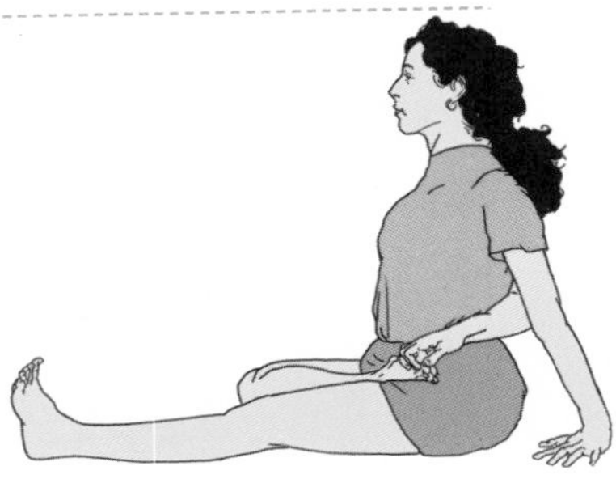
图21.b.1

- 坐直，打开双肩，提升胸腔。
- 伸展左脚脚趾，趾尖朝向天花板。保持左腿伸直、稳固（图21.b.1）。
- 如上，重复另一侧。

b.2. 手臂上举手抓脚半莲花背部伸展式

（Ūrdhva Hasta Ardha Baddha Padmāsana）

- 坐立于手抓脚半莲花背部伸展式。
- 吸气，抬起左臂，从腋窝处向上延伸（图21.b.2）。

提示 从骨盆处向上延伸躯干。

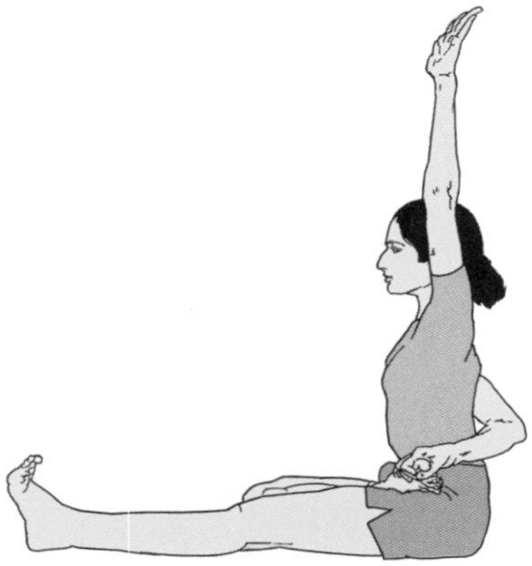
图21.b.2

- 如上，重复另一侧。

b.3. 手抓脚半莲花背部伸展式

（Pādāṅguṣṭha Ardha Baddha Padmāsana）

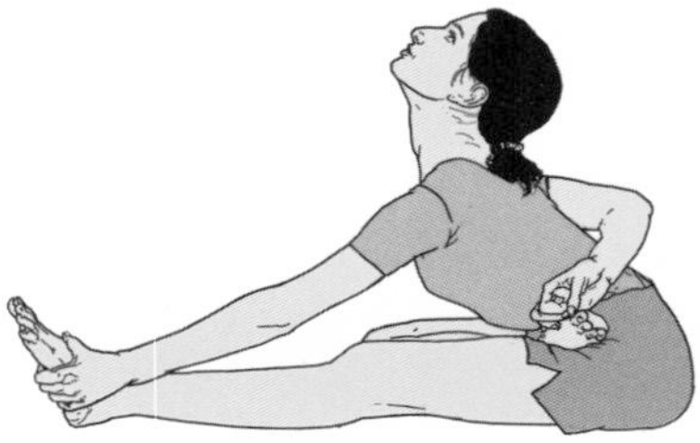
图21.b.3

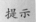

- 坐立于手臂上举手抓脚半莲花背部伸展式。
- 吸气，抬起左臂，从腋窝处向上延伸。
- 呼气，向前延伸躯干，左手勾住左脚大脚趾，如果可以，握住左脚。
- 下压半莲花的右脚于左大腿上，伸展躯干。
- 吸气，提升胸腔，伸展背部，凝视上方。握紧脚，别松手（图21.b.3）。
- 如上，重复另一侧。

b.4. 手抓脚半莲花加强背部伸展式

（Ardha Baddha Padma Paścimottānāsana）

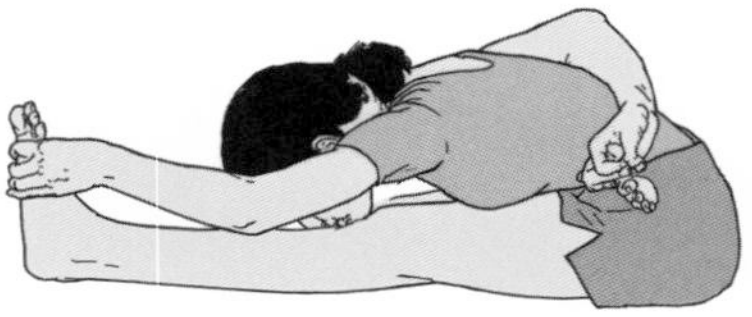
图21.b.4

- 坐立于手抓脚半莲花背部伸展式。

- 呼气，从腰部向头的方向延伸躯干，屈手肘，置头部于左膝上。尽量将鼻子，以至下颌置于膝盖上（图21.b.4）。
- 保持20～30秒。吸气，提升躯干向上，背部凹陷。坐直，松开双腿。
- 如上，重复另一侧。

> **提示** 如手握脚难以做到，可将两条瑜伽带扎在两只脚上。每只手抓住一条带子。努力握住带子，越靠近脚越好。

22 玛里奇第一式（Marīcyāsana Ⅰ）

（参照《艾扬格瑜伽入门教程》）结合花环式学习此体式。在花环式中，大腿内侧的手臂动作为完成此体式做准备。

a. 伸展玛里奇第一式（Utthita Marichyāsana Ⅰ）

- 手杖式坐立。屈右膝，将膝盖靠近胸腔，右小腿贴靠大腿后侧，膝盖朝向天花板。
- 双臂环抱右腿，使右腿和腹部融为一体。
- 将右腿更近地贴靠躯干，提起胸腔。呼吸片刻（图22.a）。

b. 手臂上举玛里奇第一式（Ūrdhva Hasta Marichyāsana Ⅰ）

- 抬起手臂，如手臂上举式中的做法。呼吸1或2次（图22.b）。

c. 侧玛里奇第一式（Pārśva Marichyāsana Ⅰ）

- 呼气，扭转躯干向左。
- 屈右肘，将上臂外侧贴靠于右大腿内侧。
- 左手掌落于臀后方。
- 持续延长右上臂。
- 呼吸两次（图22.c）。

> **提示** 右臂外侧持续紧靠右大腿内侧。

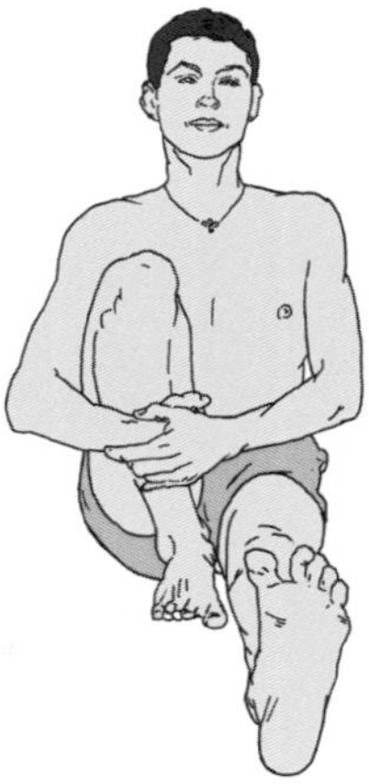
图22.a

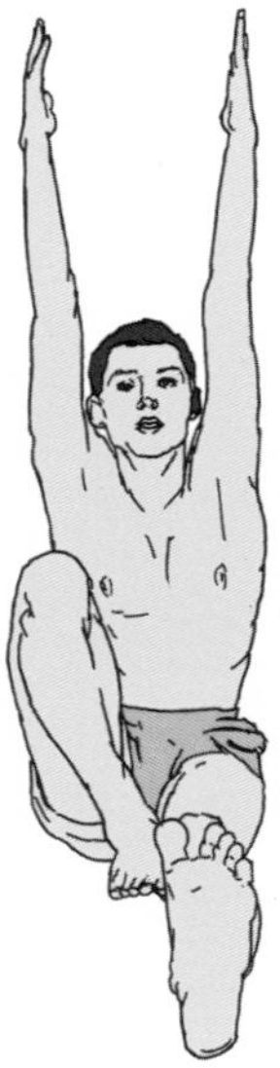
图22.b

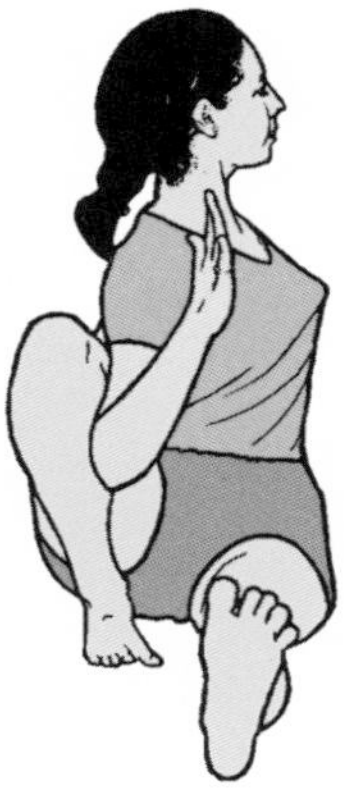
图22.c

d. 扣手腕侧玛里奇第一式

（Pārśva Maṇibandha Marichyāsana Ⅰ）

- 呼气，伸右臂向前，将右臂环绕右腿，置手掌于臀部。呼气，左臂绕向腰后。
- 右手置于体后。环绕的双臂持续向后使双手交扣。保持脊柱上提的同时向左扭转躯干（图22.d）。
- 保持20秒。
- 在另一侧重复，伸出右腿，屈左膝，进入体式。

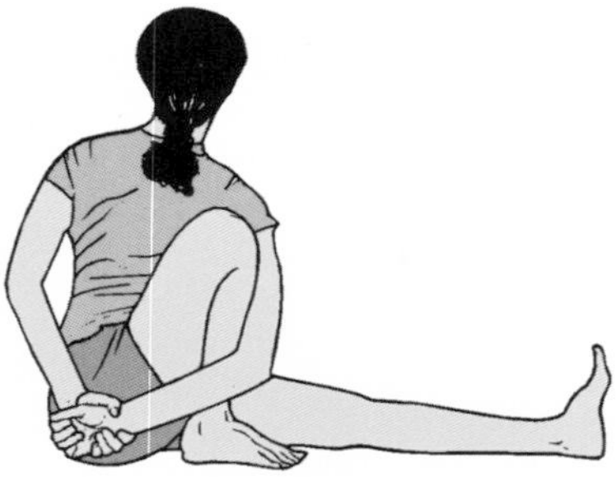
图22.d

提示 在稍后学习的花环式中，双腿要同时做这样的动作。

e. 玛里奇第一式（Marichyāsana Ⅰ）

- 呼气，躯干向前屈，置头部于伸直的那条腿上（图22.e）。

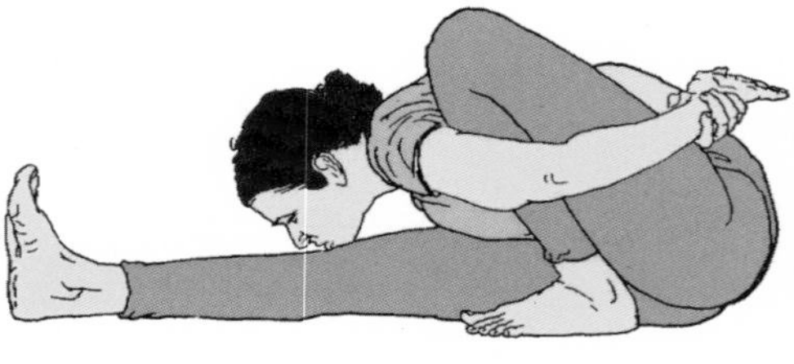
图22.e

23 花环式（Mālāsana）

- 坐立于手杖式。
- 呼气，屈双膝，使小腿贴靠大腿后侧。抬起臀部，蹲立于双脚。
- 伸展双臂向前，掌心朝下，脚跟压向地面（图23.a）。
- 打开双膝，躯干于双膝间向前伸展。
- 双臂环绕双腿。
- 手臂向后，环绕小腿。双手握住脚踝后侧和脚跟（图23.b）。
- 呼气，向前伸展脊柱。
- 向前伸展躯干，前屈，使头接触地面（图23.c）。

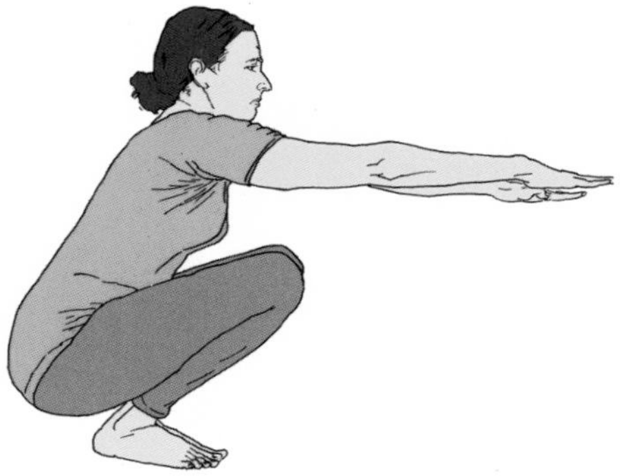

图23.a

提示　如果很难做到头触地，可在体前放一块折叠的毛毯或抱枕，再把前额放在上面。

学习

1. 如果蹲不下去，双脚打开约15厘米宽。
2. 卷一块毛巾或毯子，放在脚跟下。当脚跟被抬起，蹲下去更容易（图23.d）。
3. 如果膝盖疼，把一个枕头或者毯子，折叠或卷放于膝盖后。
4. 借助桌子或窗户来做这个体式，向前卷屈。这个体式对膝盖问题和关节炎有帮助（图23.e）。
5. 向前看于手掌。
6. 持续延伸腰椎。
7. 折叠毯子置于腹股沟，有助缓解腰椎疼痛。
8. 持续延伸手臂。
9. 下蹲的双腿并拢得紧密牢固，双臂环绕双腿，使双腿和腹部融为一体。

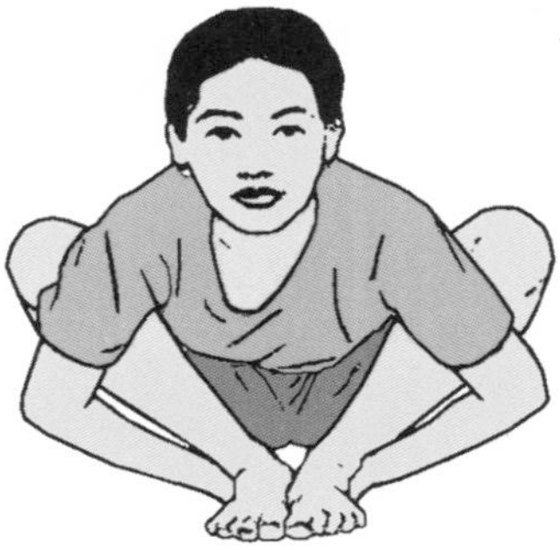

图23.b

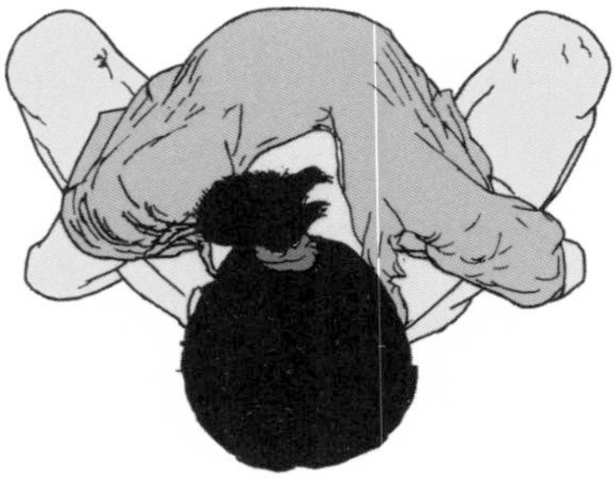

图23.c

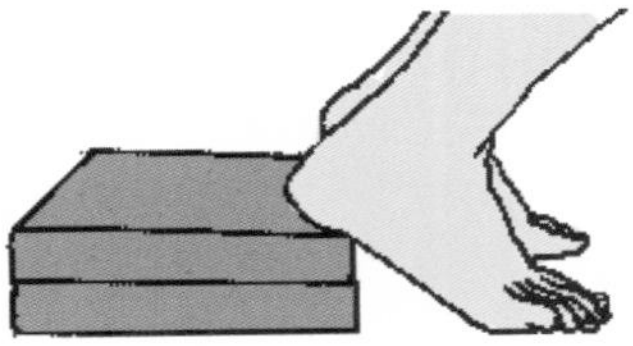

图 23.d

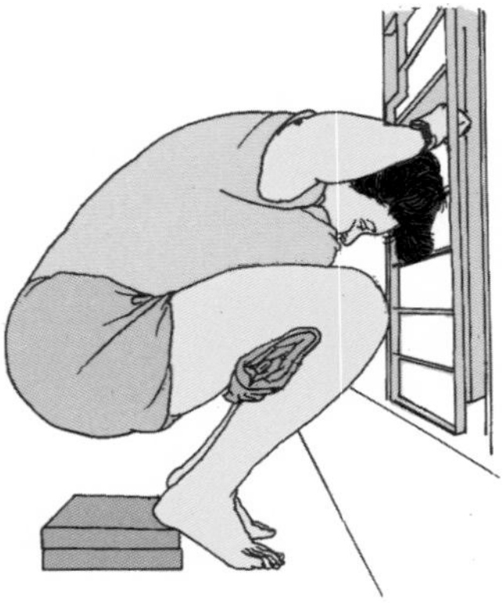

图23.e

第四章

扭转体式

(Parivṛtta Sthiti)

24 玛里奇第三式(Marīcyāsana Ⅲ)

只学习腿部和手部的动作。

- 坐立于手杖式。
- 屈右膝。

提示　小腿紧紧贴靠大腿，使小腿垂直于地面，膝盖朝向天花板。

- 右大腿与右小腿紧紧贴靠。
- 下压脚掌和脚跟。
- 伸直左腿，左腿后侧贴靠地面。
- 坐在坐骨上，双臂环绕右腿胫骨，上提躯干（图24.a）。
- 吸气，右手置于臀后方。

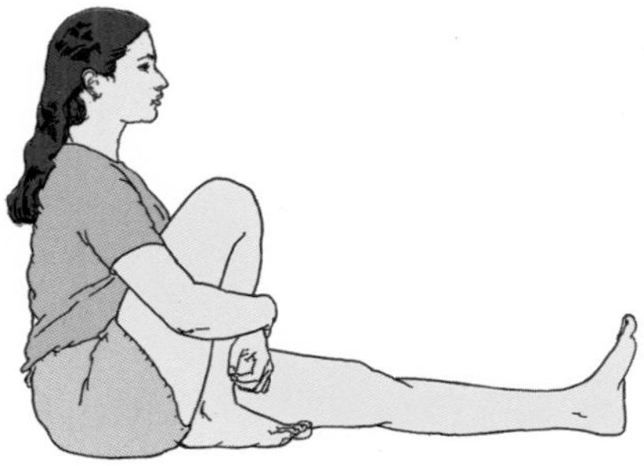

图24.a

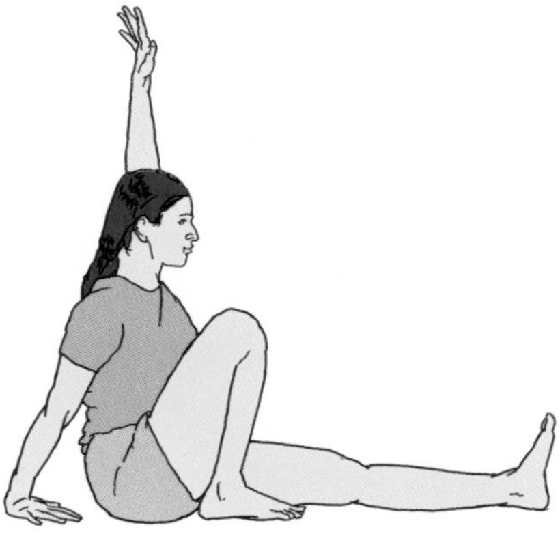

图24.b

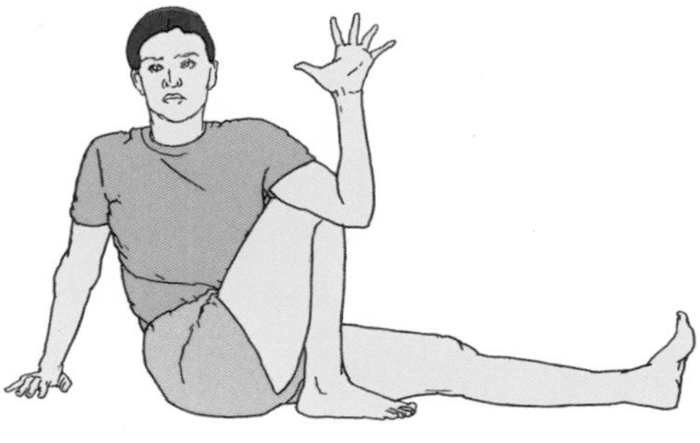

图24.c

- 上举手臂过头顶，完全地呼气，向上延伸脊柱（图24.b），扭转躯干向右（图24.c）。
- 左上臂抵住右大腿外侧，固定上臂于右膝，举起左前臂，手掌打开。
- 转向右侧，保持大约30秒。
- 呼气，放开手臂，回到手杖式。

学习

1. 保持脊柱的提升和胸腔向前打开。保持躯干的左侧贴靠右大腿。
2. 用左上臂把右大腿向左腿方向轻轻地拉动，沿着腹部向右扭转躯干。
3. 右侧手臂靠近臀部，促使躯干扭转更多。
4. 当把左上臂固定在右侧的时候，呼气，扭转胸腔和腹部，慢慢地远离弯屈的腿，转向右侧。

- 在另一侧重复。

提示　如果在扭转下背部和腹部时有困难，可在臀部下方放置一个折叠的毯子。

25 半鱼王式（Ardha Matsyendrāsana）（仅坐立体式）

a. 坐在脚上，另一条腿在玛里奇式

- 手杖式坐立。
- 屈左膝，小腿靠近大腿。抬起臀部，把左脚放在臀部下方。
- 左脚平行于躯干。脚外缘和小脚趾须放在地板上。屈右膝像玛里奇式那样。
- 左臀放于左脚跟上，右臀放在左脚的大脚趾一侧。保持平衡（图25.a）。
- 换腿，做另一侧。

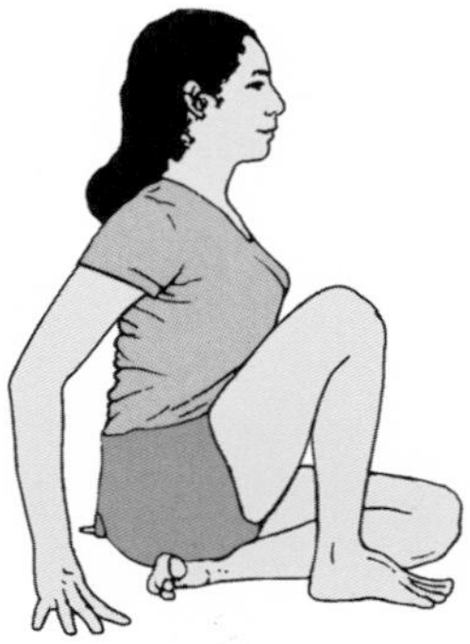
图25.a

提示　在此坐立体式中，调整左脚足弓上的臀部位置很重要，这样可以缓解脚部疼痛和释放脚跟的刺痛。

b. 坐在脚上，与玛里奇式的腿交叉

- 为获得此坐立体式的平衡，将右腿跨过左大腿，置于左侧膝盖的外侧，靠近左腿。
- 保持弯屈的右腿正直，在体式中保持平衡（图25.b.1）。
- 左手扶住右膝，使膝盖位于躯干的正中，保持平衡（图25.b.2）。
- 换腿，做另一侧。

提示

1. 如果在脚上的平衡很难，在臀部和脚之间放置一块毯子（图25.b.3）。
2. 双臂环绕右腿，拥抱它。这样，躯干可以保持正直，下背部也能获得释放。

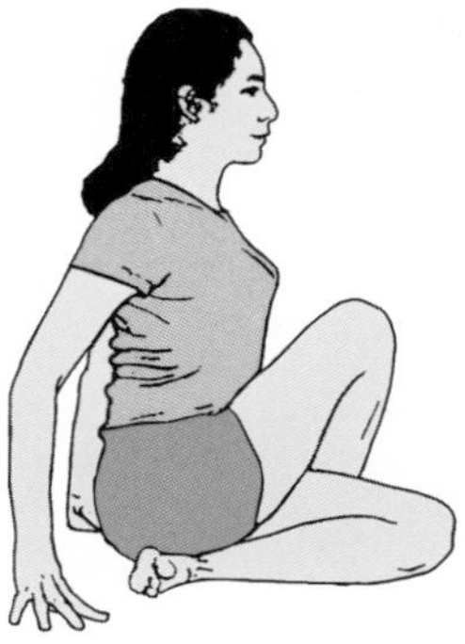

图25.b.1

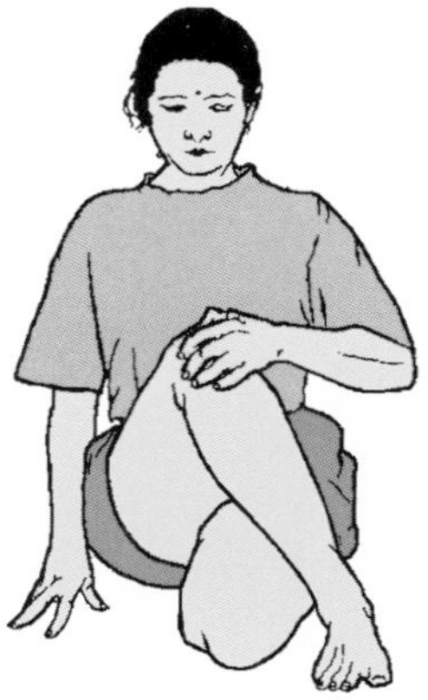

图25.b.2

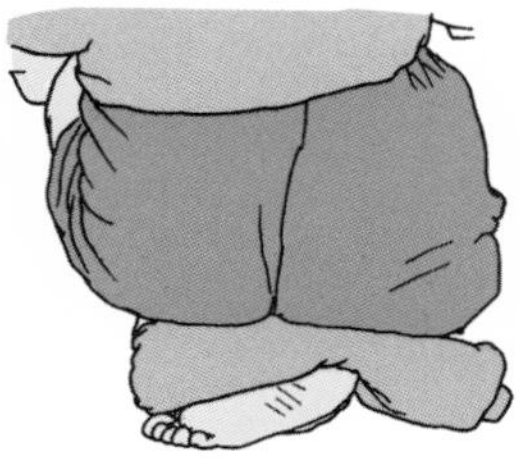

图25.b.3

第五章

倒立体式

(Viparīta Sthiti)

26 支撑头倒立第一式（Sālamba Śīrṣāsana Ⅰ）

提示

用毯子来做头倒立：

1. 毯子厚度适中，不可太厚或太薄。
2. 地板的硬度不可伤及头部。
3. 毯子不可太软或太蓬松，确保头顶不会陷入毯子里。
4. 空间足够放置头部、前臂和交叉的手指，使之处于同一平面。

a. 以墙壁支撑

- 折叠一块毯子，置于地面，靠近墙壁。
- 进入靠墙头倒立，参照《艾杨格瑜伽入门教程》（图26.a）。
- 脚放在墙上，伸直双腿。
- 向上延伸脊柱，使身体垂直于地面。
- 向上提起双肩，背部保持挺拔。
- 伸展双腿，膝盖骨收紧。
- 脚跟持续贴墙，腰椎向后，不要向前推送。保持腿部向上延伸和稳定。

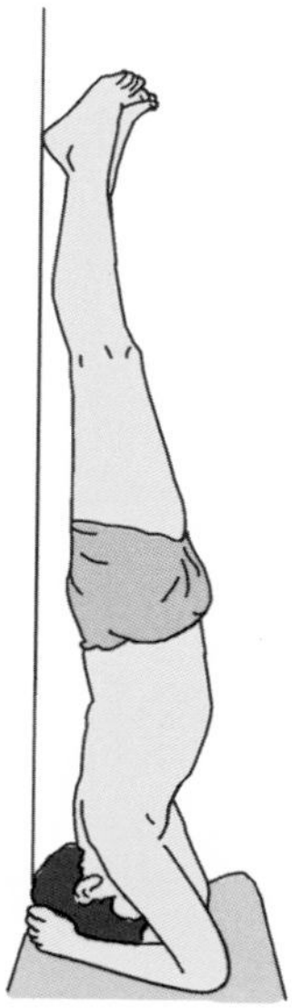

图26.a

提示

所有这些都是为离墙做准备。通过墙壁支撑练习所获得的身体稳定，有助于独立完成体式。

学习

1. 身体稳定，从地面开始提升身体，使之轻盈。
2. 提起双肩，肩胛骨内收。这是保护头部和颈部的主要动作，双肩勿垂落。
3. 持续提升胸部的两侧。
4. 绷紧髋部。仅将脚跟后侧置于墙上，在双臂和头形成的三角中保持平衡，躯干稳固。
5. 保持脊柱的警觉和活跃。持续关注，确保双腿稳固。

b. 离开墙壁

- 下压前臂，持续向上提升双肩和躯干。保持右脚脚跟后侧贴墙，左腿缓慢地离开墙壁（图26.b.1）。
- 保持左腿稳固，右腿缓慢地、平稳地前移，将双腿并拢（图26.b.2）。
- 绷紧臀部，双腿稳固，获得平衡。
- 独立完成，无墙壁支撑。
- 目视前方，自然地呼吸，尽可能长时间保持平衡于。
- 呼气，左脚跟、右脚跟陆续置于墙壁上，在这里保持2～3个呼吸。
- 左腿稳固，右腿先向前，左腿再向前，体式中保持平衡。
- 呼气，屈双腿，缓慢前屈，落双脚于地面。如足够勇敢，臀部卷向墙壁，双腿笔直落下。在面朝下的英雄式（Adho Mukha Vīrāsana）中休息片刻。

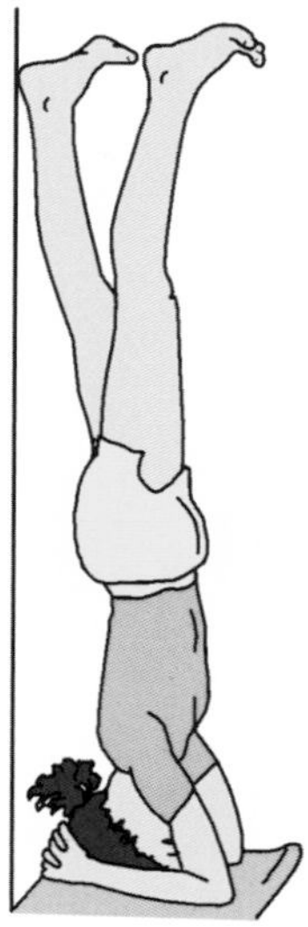
图26.b.1

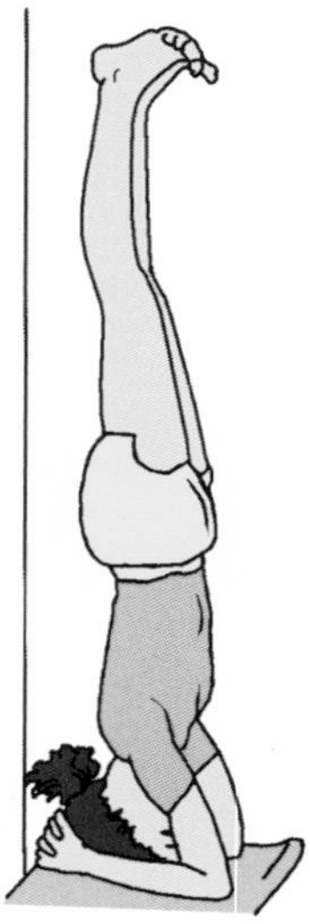
图26.b.2

提示

1. 有些人可能发现，先向前移动左腿时，身体很容易保持平衡。虽然这是允许的，但也应该加强反向练习，如先向前移动右腿。

2. 当离开墙面时，切勿为确保平衡，而将腰、胸、腹部鼓出。

3. 即使失衡，也不要惊慌。墙壁近于体后，脚跟随即触墙，双腿可自然跟回。如果身体失衡，且脚也不能触墙，则落下时需双脚着地，而不是双膝。切记，膝盖不可受到重击。

4. 为获得平衡，持续向上提升脊柱，双腿后侧保持稳固。

5. 体式的平衡不可能一蹴而就，靠墙支撑练习3～5分钟来体会身体平衡的艺术很有必要。

27 扭转侧倒立式（Pārśva Śīrṣāsana）

在头倒立中，将躯干和腿都转向侧面。

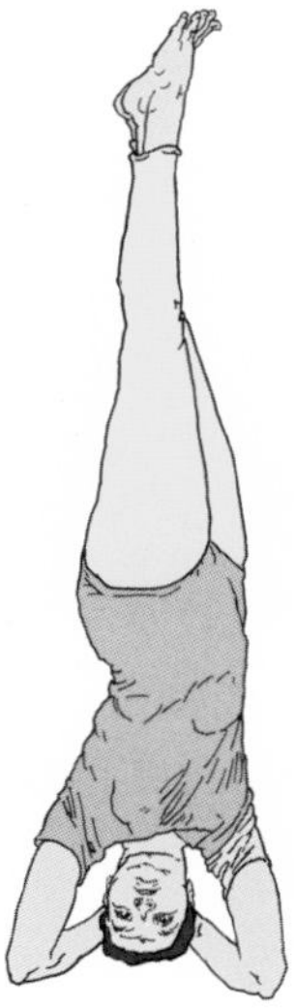

27.a

- 进入头倒立式（Śīrṣāsana），呼吸数次。
- 吸气，提起胸腔向上。呼气，躯干随双腿向右扭转，不要干扰头部、脖子和胳膊。
- 将躯干左侧转向右侧，右侧持续向后转动。
- 从肚脐到双脚都转向右侧（图27.a）。
- 右腿和右臂稳固。
- 保持15秒，呼气。绷紧臀肌，回到头倒立式。
- 呼吸1次。如上，重复另一侧。

学习

1. 保持身体垂直地面。
2. 沿着轴线扭转身体，勿倾斜。
3. 提起肩膀，肩胛骨内收。

提示

可以以墙面支撑帮助完成体式。靠近墙面，进入头倒立式，向右扭转。右脚的外缘贴靠墙面，左脚放在右脚上。右脚用力地压墙，便没有恐惧。

28 单腿头倒立式（Eka Pāda Śīrṣāsana）

- 进入头倒立式。
- 呼吸2次。
- 呼气，移右腿向前，使其平行地面，左腿垂直地面。呼吸2次。均衡地向上提升双肩。双腿结实，双膝收紧（图28）。

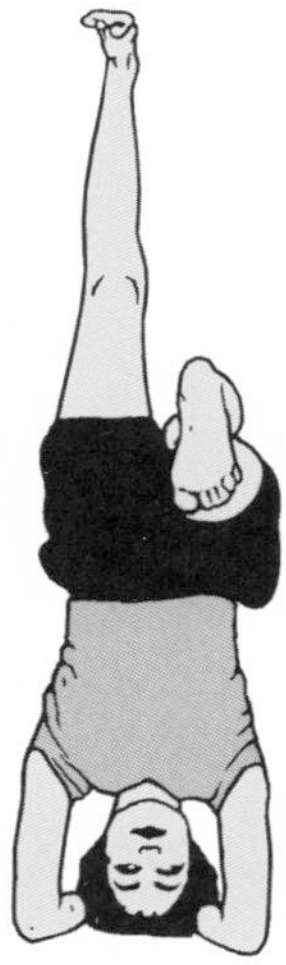

图28

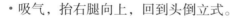

学习

1. 保持脊柱稳固，此体式可强化脊柱。
2. 胸腔朝前，并打开。
3. 双肩持续向上提起，颈部可得到加强。

- 吸气，抬右腿向上，回到头倒立式。
- 现在，左腿落下，如上，重复另一侧。

29 侧单腿头倒立式（Pārśvaika Pāda Śīrṣāsana）

可用两种方式完成此体式：

a. 从单腿头倒立式（Eka Pada Sirsasana）进入

- 进入头倒立式。落腿至体前一半的高度，如单腿头倒立式（Eka Pada Sirsasana）（图29.a.1）。再把腿移向侧面。
- 右腿平行于地面。

b. 从头倒立式进入

- 进入头倒立式。
- 呼气，右腿向外转，臀部回勾（图29.b）。呼吸2次。
- 呼气，向右侧落腿至与地面平行。右脚脚趾向地面伸展（图29.a.2）。
- 吸气，抬右腿向上，双腿并拢。
- 如上，重复另一侧。将左腿落下，平行于地面，然后回到地面。

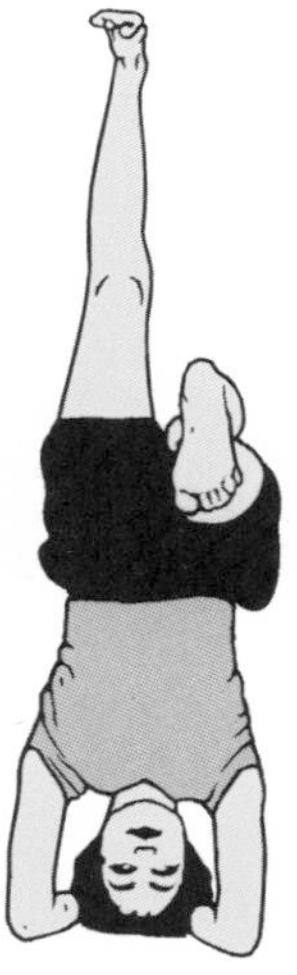
图29.a.1

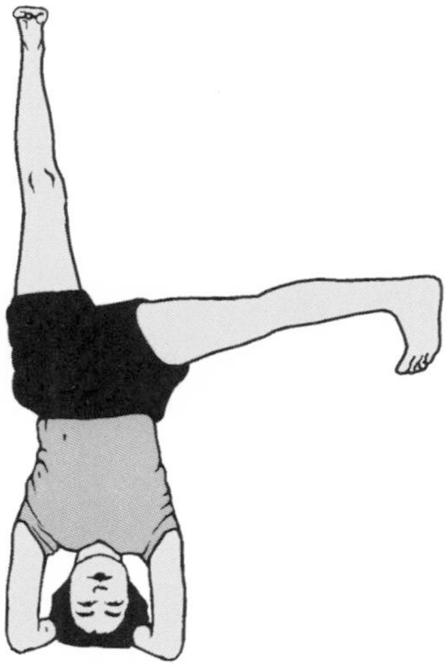
图29.a.2

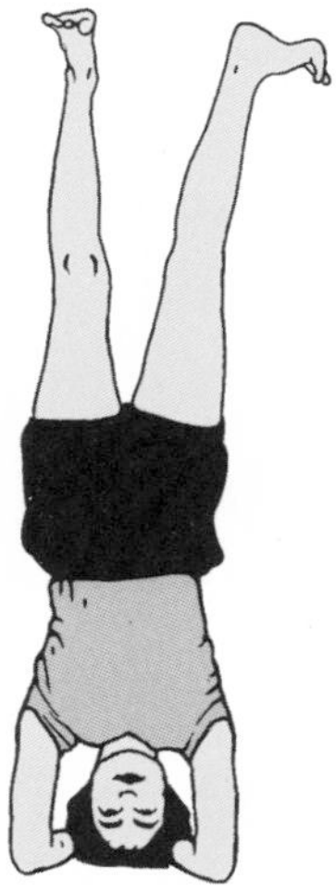
图29.b

学习

1. 双膝绷紧。
2. 在动态以及体式保持过程中，持续提起双肩。

30 手倒立式（Adho Mukha Vṛkṣāsana）

a. 手掌向下，交替抬腿。

b. 在老师的协助下，靠墙立起。

a. 手掌向下，交替抬腿

按照以下三个动作来完成体式：

1. 定位双手，提起膝盖。
2. 交替抬腿。
3. 交替跳跃。

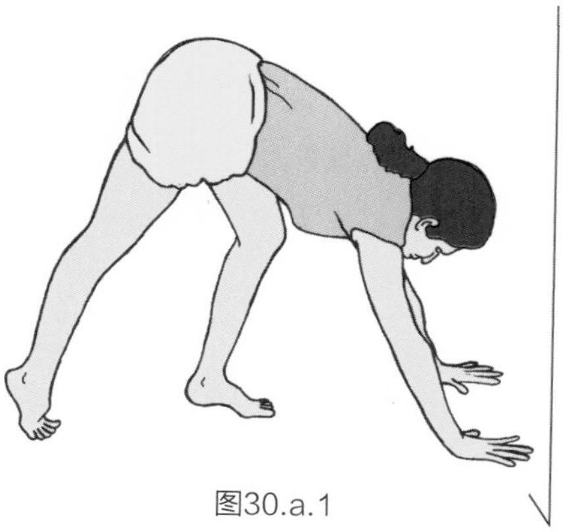
图30.a.1

动作1：定位双手，提起膝盖（图30.a.1）。

- 面向墙壁，距墙约91厘米处进入山式。做手臂上举式（Ūrdhva Hastāsana）。
- 前屈，双手放在地面，离墙约15～20厘米。
- 左手与左肩呈一条线，右手与右肩呈一条线。双手距离与肩同宽。
- 伸直双腿，双脚往里走，并且保持并拢。
- 通过提起臀部，将身体重量从腿部移至手臂。大腿插入骨盆的骨槽里。
- 张开手掌，分开手指，伸展手臂，把手臂插入骨槽里。

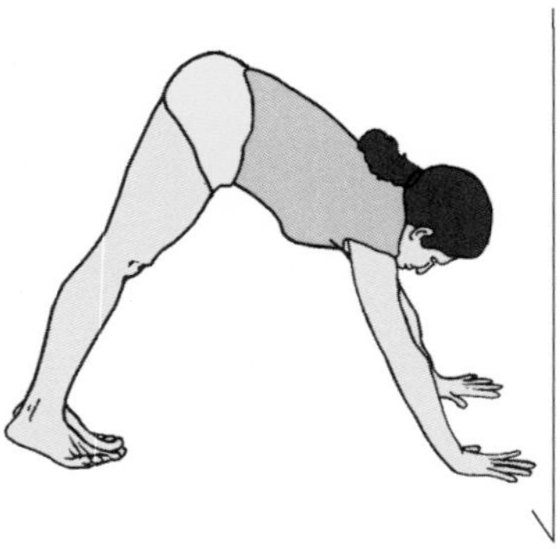

图30.a.1

动作2：交替抬腿。

- 尝试从动作1过渡到动作2。
- 抬起右腿，尽可能抬高，远离左腿。将重量放于手臂，并且躯干向上提，保持一会儿（图30.a.2）。
- 落下右腿。调整身体到动作1。
- 现在学习抬起左腿，尽可能抬高，右腿保持向下。如上，重复另一侧。

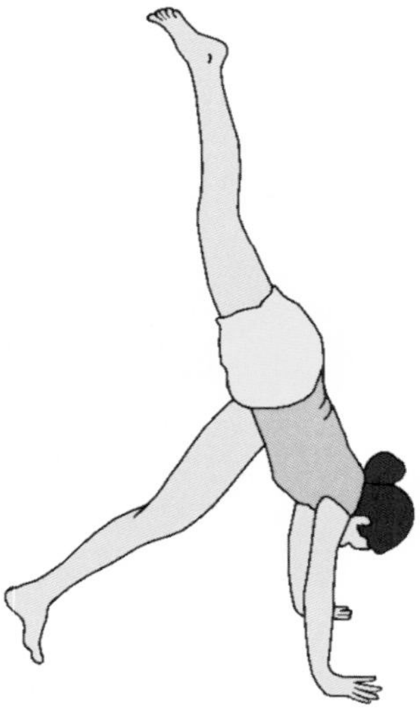

图30.a.2

动作3：交替跳跃。

- 右腿在前，左腿在后，准备跳跃。学习前后摆动身体，将重量放在手臂（图30.a.3）。
- 摆动过程中，学会将重量转换至手臂、肩膀、躯干。
- 重量转换至右脚，使左腿变轻（图30.a.3.i）。
- 换方向，左腿在前，右腿在后，通过转移重量达到同样的效果。
- 后背靠近墙壁时，呼气，跳跃，摆动双腿向上。靠稳墙壁，获得平衡，手臂稳固（图30.a.3. ii）。
- 持续提升整个身体向天花板（图30.a.3. iii）。
- 为了伸长手臂，需做到下压手掌、收紧手肘，提起肩膀，伸展腋窝。

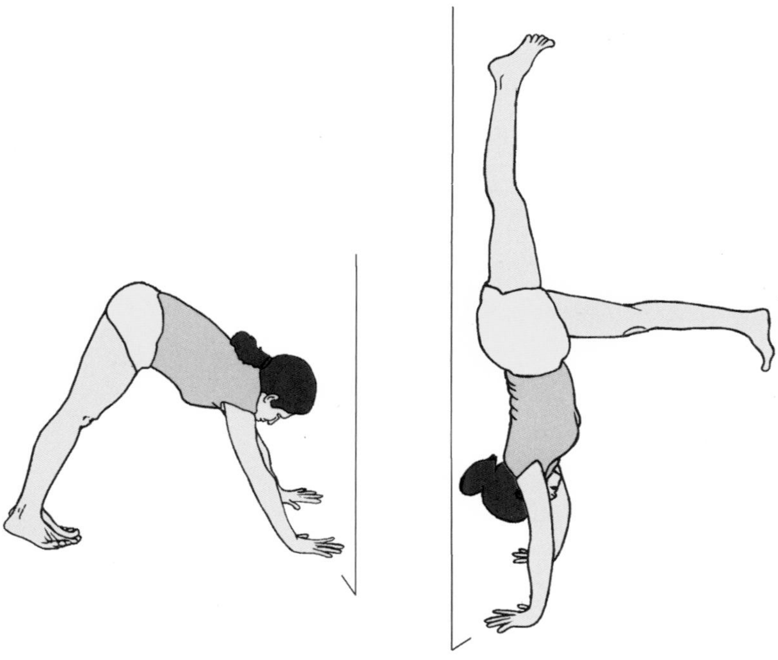

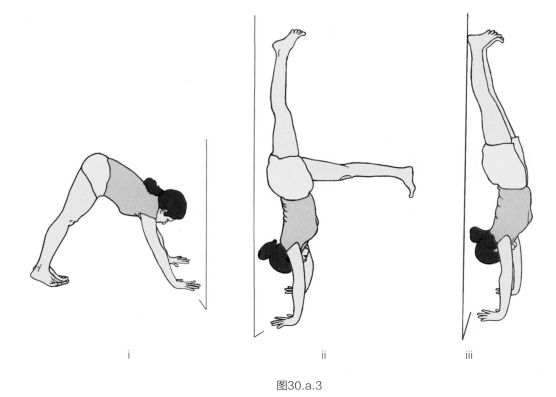

i ii iii

图30.a.3

- 自然地呼吸。
- 呼气，逐一落腿。站立于山式。
- 重复此体式3~5次。

有些人发现很难做到此体式。

学习

开始时，在老师帮助下完成动作。学生们必须学会前后摆动身体。

- 如头倒立中——抬起右腿，左脚在下。持续提起右腿，直至左腿变轻。现在，老师站在右侧，向上提起右大腿。同时，学生持续提升脊柱向上和向墙面。左腿会自动抬起来。睁开双眼，脊柱保持警醒，这样可缓解恐惧。

- 同样地，老师也会帮助提起左腿，来增强学生的信心。学生们通过保持躯干稳固来学习腿的运动。
- 当老师先提起右腿，再落下右腿时，左腿自然随之，反之亦然。另一个方向也需掌握，即左腿先提起，右腿在下方。最终，需学习同时抬起双脚，跳跃进入体式。
- 如果总是在一侧提起和跳跃，那么另一侧就会永远迟钝和怠惰。

31 孔雀起舞式（Piñcha Mayūrāsana）

a. 手臂和腿的位置

- 把瑜伽毯折叠四次，放于地面，贴近墙壁。
- 膝盖跪立于毯子前方。
- 双肘置于毯子上，与肩同宽。
- 双肘与双肩外侧平齐。置前臂和手掌于毯子上，两侧平行。
- 展开手掌和手指。向地面下压手肘、前臂、手掌、手指，使根基稳固（图31.a.1）。
- 提升双肩和臀部向上。顺着肩膀抬起头部，远离地面。
- 呼吸2次。
- 呼气，向上提起膝盖，往里走。稳固脚趾，伸直膝盖，向臀部方向延伸脚跟（图31.a.2）。
- 放下双腿。重复练习，至手臂和双肩均稳固。

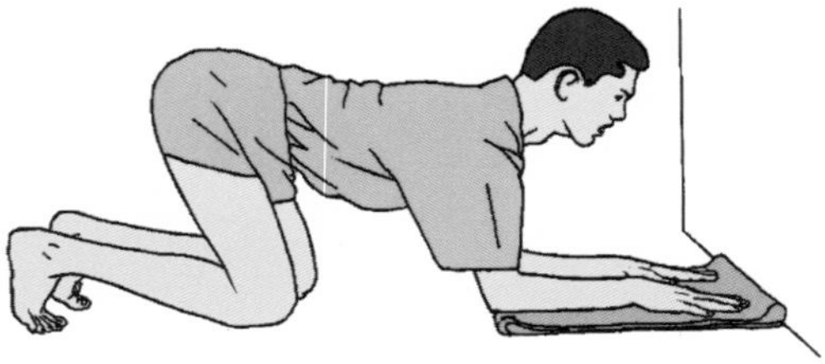
图31.a.1

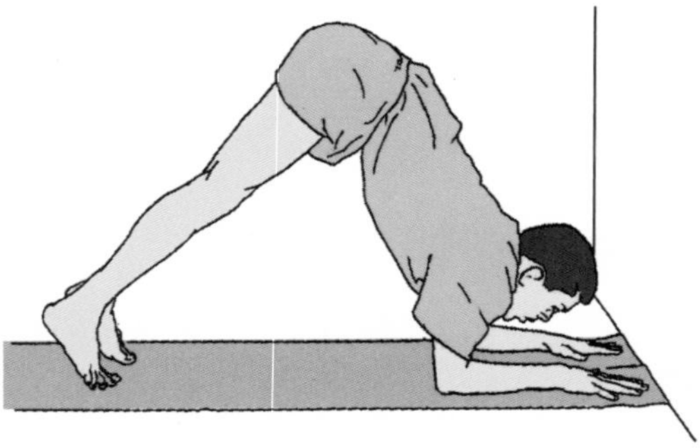
图31.a.2

学习

1. 用脚趾往里走。
2. 把腿向臀部推送，臀部向上提起。
3. 提起躯干，把身体向上推、向墙推，如正在向上攀登。

b. 瑜伽带的位置

• 把瑜伽带放在手肘略偏上，系紧。确保手肘与肩平齐（图31.b）。防止手肘向外滑动。

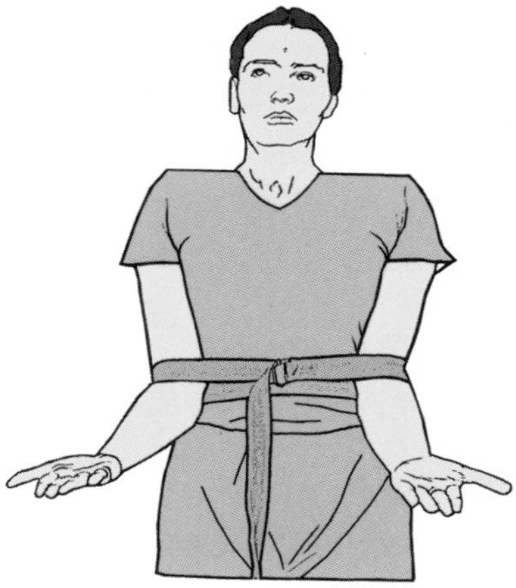

图31.b

c. 握住瑜伽砖

• 保持砖与墙面水平。俯卧，张开手掌和手指。

• 张开大拇指，将砖块放于大拇指与其余手指间。手掌推地。

• 小拇指外边缘贴地。努力下压前臂边缘，进入以上体式（图31.c.1）。

• 向上提起膝盖。稳固脚趾，往里走。

• 此为半孔雀起舞式（Ardha Piñcha Mayūrāsana）（图31.c.2）。

• 这种方法可使肩膀保持稳固，前臂下压坚实。

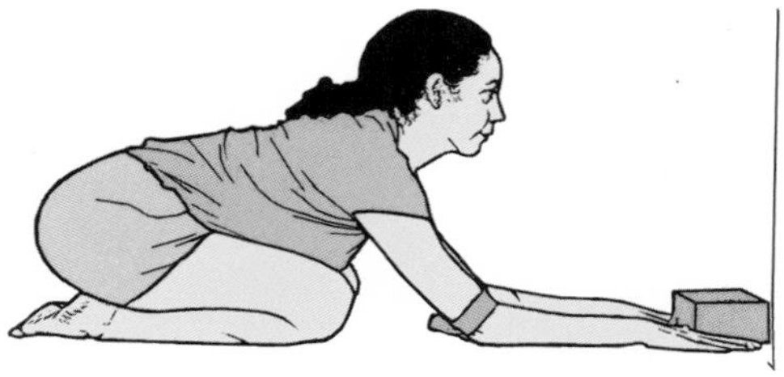

图31.c.1

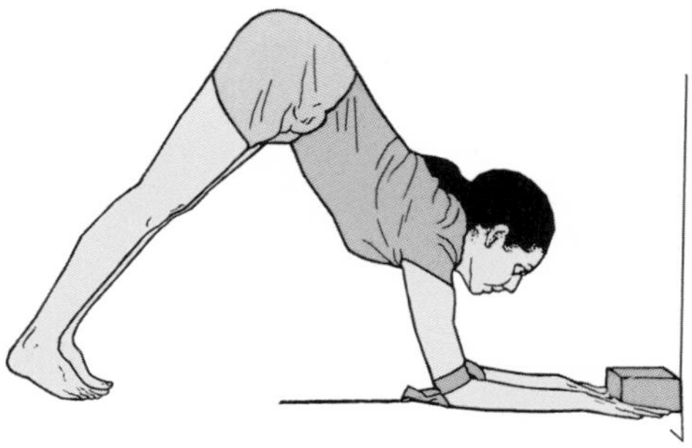

图31.c.2

d. 手肘高于手掌

• 将一个防滑垫或者瑜伽毯，折三折，置于离墙约一脚掌处（图31.d）。手肘放在毯子上，手掌放于地上。如上使用瑜伽砖。

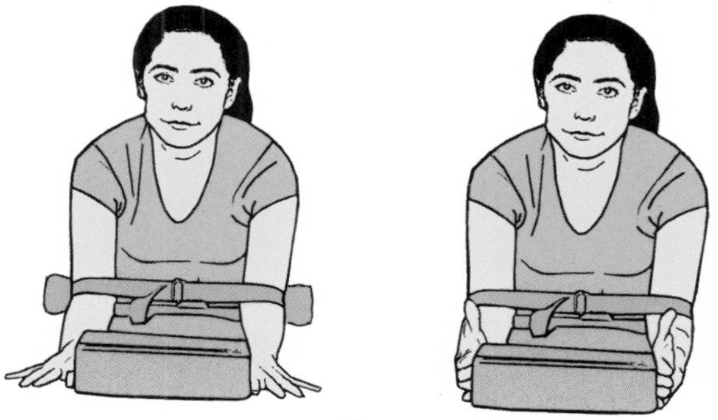

图31.d

提示

1. 瑜伽带可防止手肘滑动。
2. 因手肘抬高，重量移至手腕和手掌。
3. 保持手掌和手腕之间的距离。
4. 三角肌和肩膀获得更好的提升。

如上述，完成动作。

也可通过将瑜伽砖持于双手掌心来完成动作。即掌心相对，用手掌和手腕扶住砖块。

这个方式帮助小手指一侧稳固下压。由于手腕容易抬起，导致小手指不能受力。此法利于重量均匀分配。

e. 交替抬腿

- 就像学习头倒立式一样，这个体式也要通过学习交替抬腿来完成。首先抬起右腿，把身体推向墙面。保持前臂稳固置于地面上（图31.e）。
- 放下右腿，抬起左腿。使身体变轻。

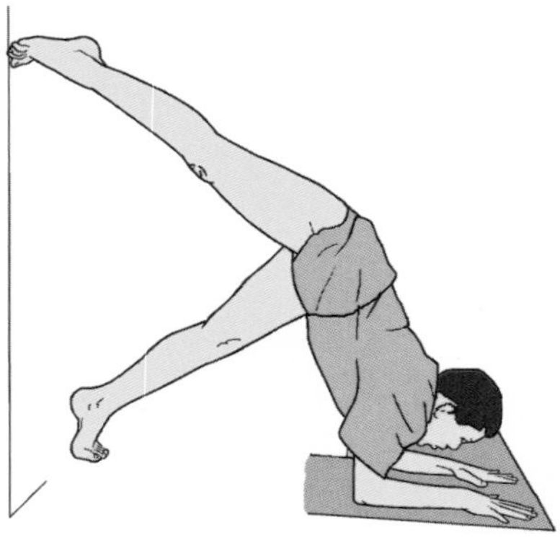
图31.e

f. 墙壁的支撑

- 需在两面平行的墙壁之间的窄小空间做这个准备式，或者面向墙壁。避免跳跃，学习向上攀登。
- 横向放置毯子，毯子和墙之间的距离等于手杖式中的腿长。
- 前臂放于手杖式中臀部的位置。可以使用瑜伽带和瑜伽砖辅助，如上所述。脚蹬墙，爬上墙壁（图31.f）。用肩膀和手臂的力，缓慢走下来。小心地做，注意不要滑下来。

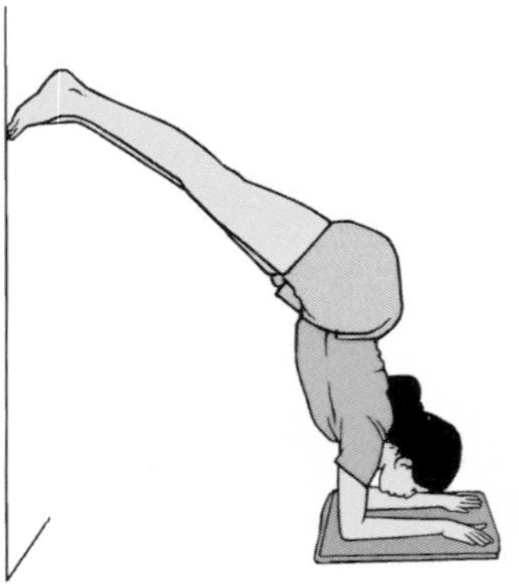
图31.f

g. 最终体式

- 进入半孔雀起舞式（图31.g.1）。
- 呼气，向上摆动双腿。

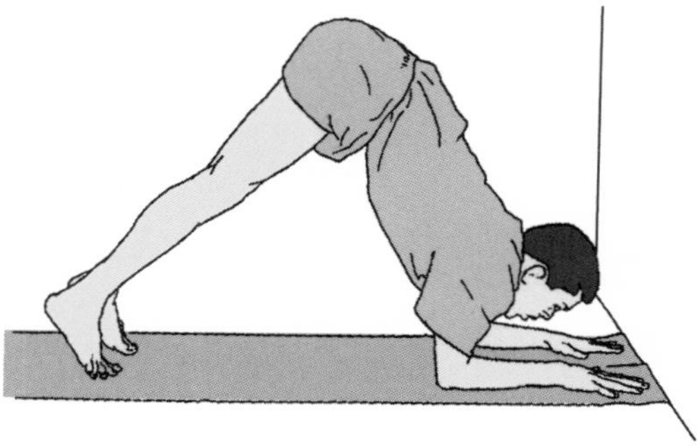

图31.g.1

- 向上伸直双腿，脚跟靠墙。
- 呼吸2次。
- 呼气。垂直地提升躯干，向上延伸。保持双腿、脚踝和脚并拢。
- 提肩膀向上，保持大腿收紧。
- 自然地呼吸。
- 呼气，逐一落腿。

当老师辅助时，学习顺着老师的提拉向上提升。在手倒立式（Adho Mukha Vṛkṣāsana）中有详述，做法相同。

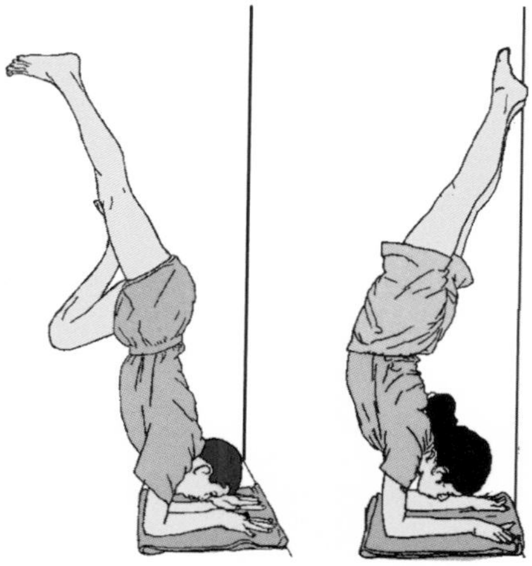

图31.g.2 图31.g.3

i）适当地放置手掌。

ii）保持上提双肩。

iii）往里走时，更靠近身体一些。

iv）抬右腿向上，保持脊柱上提（图31.g.2）。

v) 老师抬起右腿时，不要对抗老师。相反地，身体持续向上提升，腿向墙壁。青少年可以摆腿向上，直接进入最终体式——孔雀起舞式（图31.g.3）。

32 桥式肩倒立（Setu Bandha Sarvāṅgāsana）

a. 四腿拱桥式（Catuṣpādāsana）：握住脚踝

- 在地上平铺毯子，躺下。双腿伸直，双脚稍分开（图32.a.1）。
- 伸直手臂，手背压地。
- 屈腿，双脚靠近臀部。
- 握住脚踝，双腿靠近。
- 呼气，上臂下压，提升躯干向上，形成拱桥形，收紧臀部脚不要转向外（图32.a.2）。

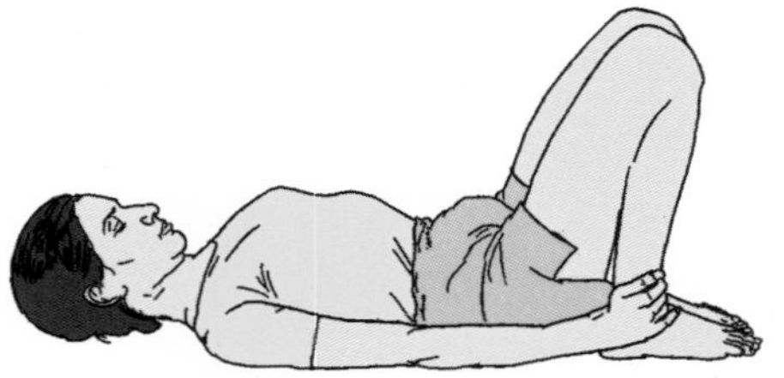

图32.a.2

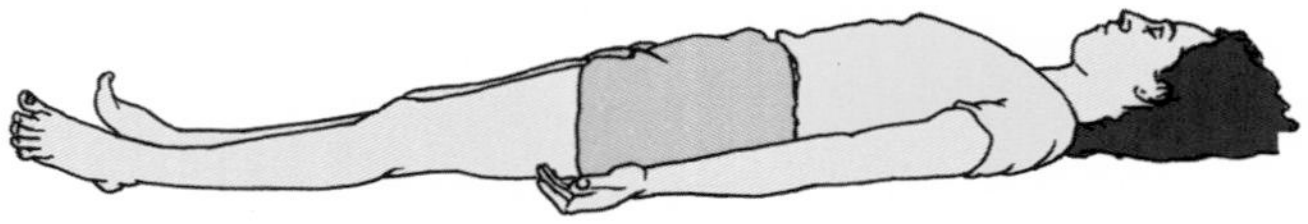

图32.a.1

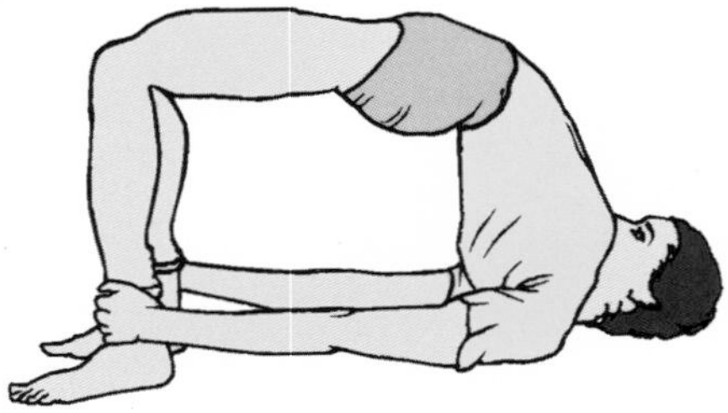

图32.a.3

- 卷动肩膀，推双肩向后。肩胛骨内收，随着吸气打开胸腔（图32.a.3）。
- 呼气，保持肩膀、手、脚的稳固。提升身体的拱形更向上。
- 在持续提升的过程，保持自然的呼吸。
- 呼气，落下躯干。
- 重复做4～5次，直至拱形形状完好。

b. 屈腿，脚放在墙壁或者门槛上，手掌支撑后背

- 坐立于手杖式，脚靠墙。
- 标记坐骨的位置。
- 躺下，双肩准确地放于坐骨的位置。
- 攀步上墙。
- 保持脚掌放于墙上（图32.b.1）。
- 向墙壁压脚掌。提起臀部。双肩带动身体靠近墙壁同时向上提。使小腿胫骨平行于地面。
- 手掌支撑后背，提起臀部，向前推送（图32.b.2）。
- 延长脊柱。

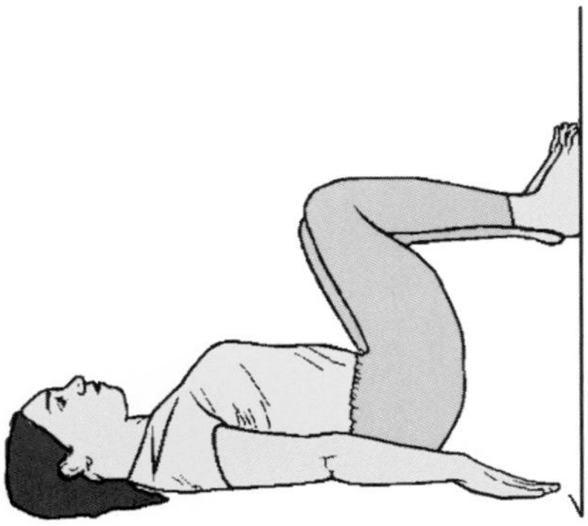

图32.b.1

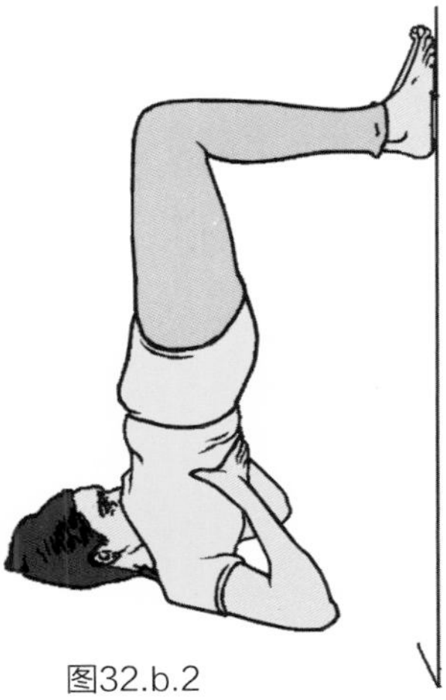

图32.b.2

c. 屈腿，脚放在0.6米高的凳子上，手掌支撑后背。

- 屈膝躺下，将脚放于墙、门槛或者0.6米高的凳子上。
- 头部离墙或凳子0.9～1.2米。
- 脚放于墙壁0.6米的高度上。
- 向墙壁或凳子下压双脚，提起臀部、后背、肩胛骨（图32.c）。
- 用手掌撑住后背（图32.c）。

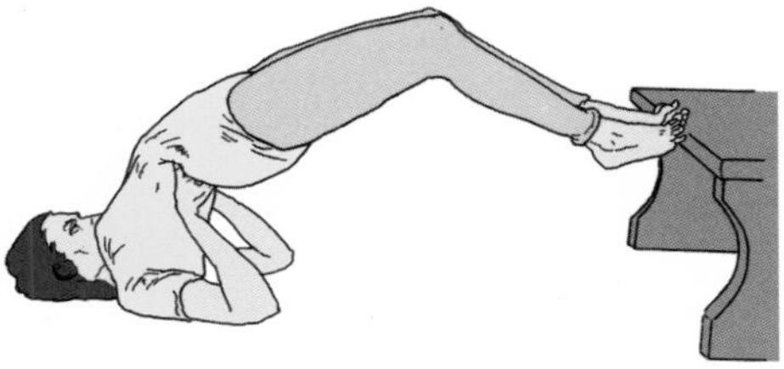

图32.c

d. 屈腿，脚落下，手掌支撑后背

- 从如上体式中，逐一落脚于地面（图32.d）。

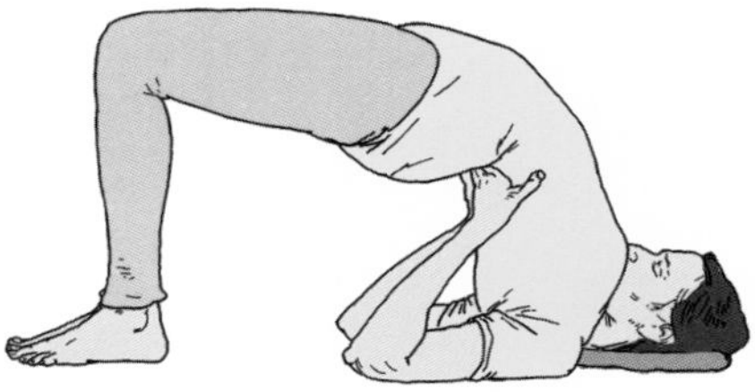

图32.d

提示

如果呼吸困难，把折叠的毯子放于肩膀和手臂位置，抬高身体的这些部分，给喉咙运作创造空间。

33 椅子上的四腿拱桥式（Sālamba Catuṣpādāsana on a Chair）

此体式为支撑肩倒立式（Sālamba Sarvāṅgāsana）、犁式（Halāsana）、桥式肩倒立（Setu Bandha Sarvāṅgāsana）做准备。因其以椅子做支撑，又被称为椅子上的四腿拱桥式（Chair Catuṣpādāsana）。

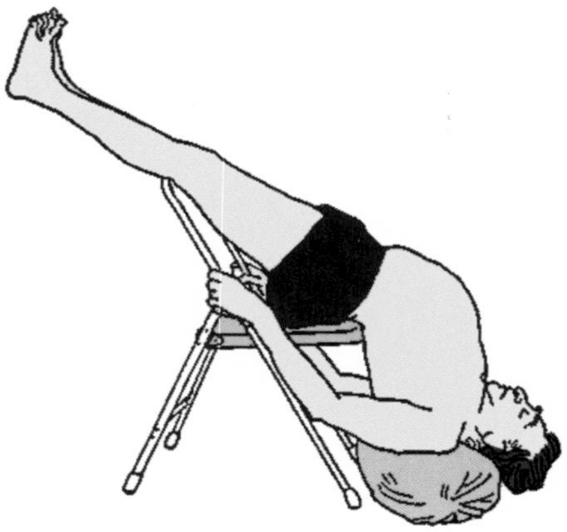

图33.a

进入椅子上的肩倒立（图33.a）（参考《艾扬格瑜伽入门教程》）。

- 屈膝，把脚放在椅背上（图33.b）。
- 握紧椅子，呼气，提起臀部，远离椅子。

  从肩膀处提起躯干。向椅子方向向后卷动双肩，胸腔提起，躯干和腿保持正位（图33.c）。

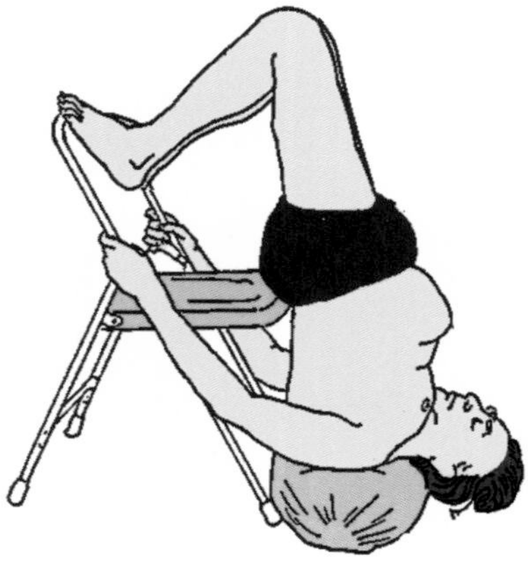

图33.b

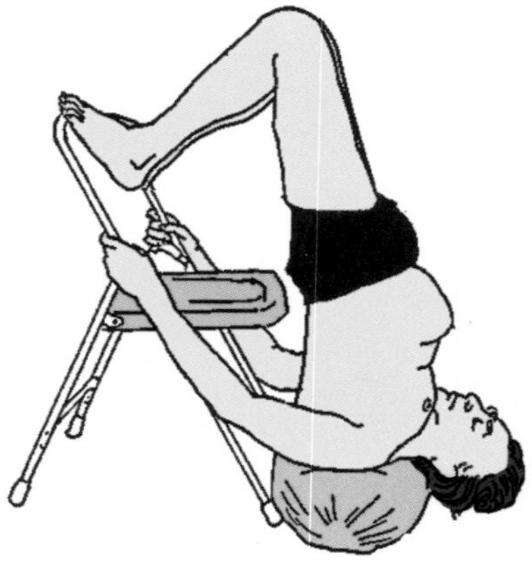

图33.c

- 保持20秒。落臀于椅子上。
- 重复抬起和落下臀部3～5次，使肌肉得到训练。

提示

如果维持平衡很难，可在椅背上打开双脚，使得腋窝、臀部、膝盖和脚保持正位。两脚之间的宽度使身体平衡。

学习强化躯干后侧肌肉的紧实度，如下：

i）渐渐地使双脚靠近。

ii）持续向上提升胸腔两侧。

iii）卷动双肩向后，肩胛骨内收，臀部提起。这些动作可精进体式，强化肌肉。

34 支撑肩倒立第一式（Sālamba Sarvāṅgāsana Ⅰ）

a. 椅子上的肩倒立（参考《艾扬格瑜伽入门教程》）。

如《艾扬格瑜伽入门教程》教授的那样练习椅子上的肩倒立（Sarvāṅgāsana on a chair）（图34.a）。

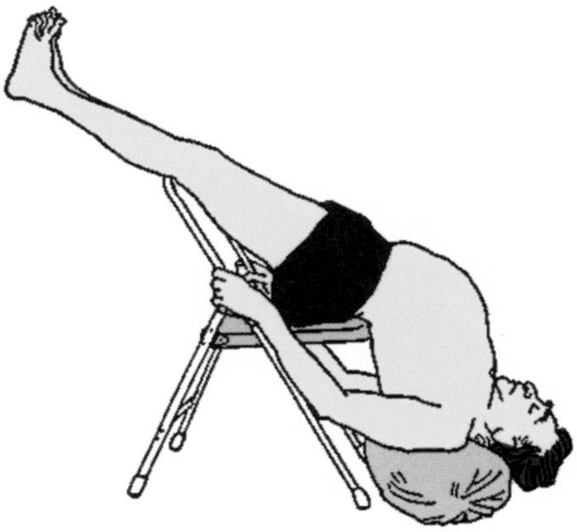

图34.a

b. 毯子上的肩倒立，辅以带子捆绑手臂。

提示

在肩倒立中，上臂持续保持延伸，手肘外侧相互靠近。为了保持手肘靠近，可以使用带子在手肘稍上方的位置环绕。

• 折叠和摆放好毯子为肩倒立做准备。

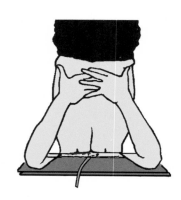

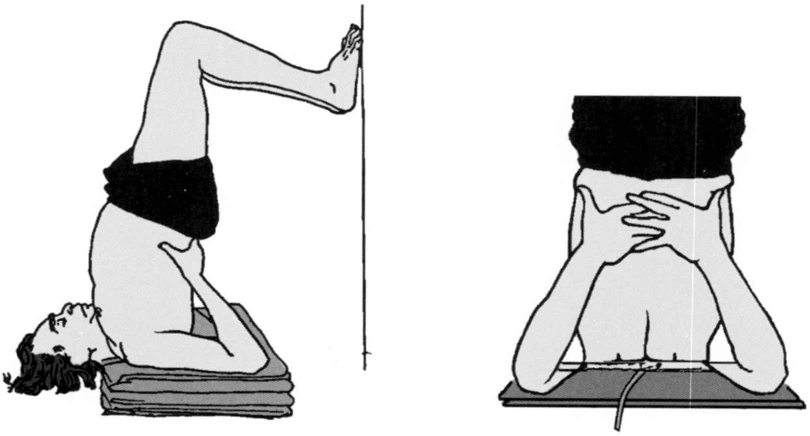

图34.b

- 以简易坐（Svastikāsana）坐立。
- 把带子结成环，需与肩同宽。手臂伸向后，将手臂套入环内。把绳环放在手肘以上的位置，近乎靠近上臂的下部。转手臂的内侧向外（图34.b）。

c. 无支撑肩倒立，辅以带子捆绑手臂 —— 肩倒立（Sarvāṅgāsana）和犁式（Halāsana）

- 仰卧在毯子上，做犁式。
- 如果不能从犁式直接进入到肩倒立，按照如下做：进入犁式或半犁式，伸直手臂向后。测量绳环，与肩同宽，将手臂穿入绳环，并将其向上拉到手肘以上位置（图34.c.1）。
- 弯屈手肘，把手掌置于背部。持续提升躯干向上（图34.c.2）。
- 从犁式进入肩倒立（图34.c.3）。

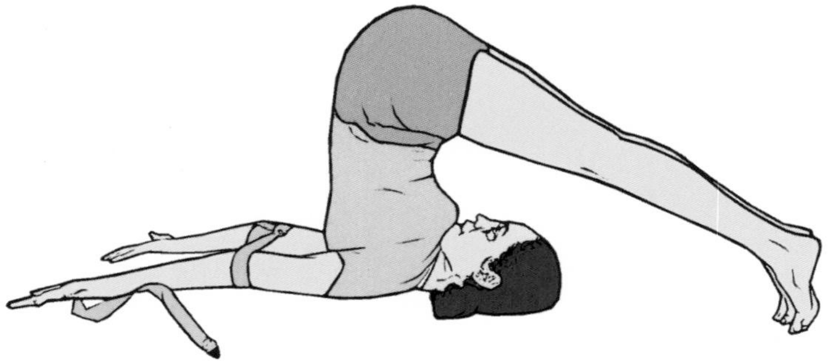

图34.c.1

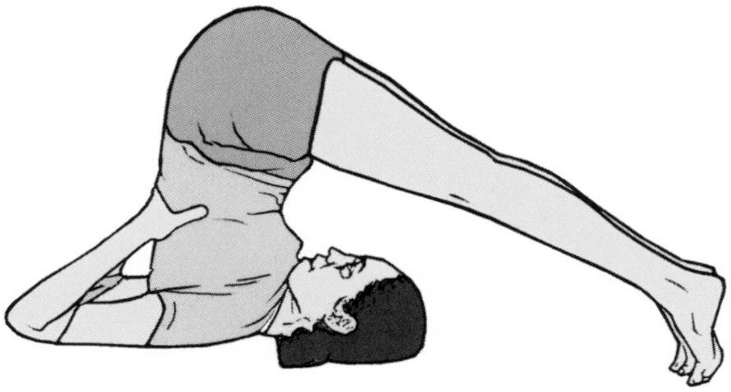

图34.c.2

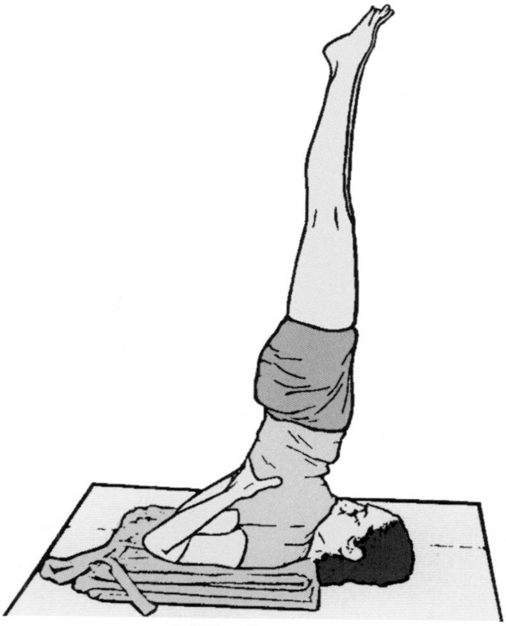

图34.c.3

提示

1. 向外转上臂的内侧，使肱二头肌转向外，肱三头肌协同三角肌向内转。提升两侧躯干和斜方肌向上。推助的手掌尽可能放在更低的位置。

2. 向内推肩胛骨，抬起双腿到肩倒立式。

35 单腿支撑四腿拱桥式（Sālamba Ek Pāda Catuṣpādāsana）

从支撑四腿拱桥式进一步学习单腿支撑四腿拱桥式。

- 进入支撑四腿拱桥式（图35.a，图35.b，图35.c）。
- 呼气，抬右腿向上（图35.d）。
- 握紧椅子，呼气时，抬离臀部。
- 自然地呼吸。保持10秒钟。
- 呼气，臀部回到椅子上，屈右膝，放脚于椅背上。
- 抬起左腿，如上，重复另一侧。

图35.a

图35.b

图35.c

图35.d

提示

练习序列如下——35.a，b，d，e，d，b。当身体控制得当时，练习序列如下——35.a，b，c，e，c，b，a。

• 落下臀部，重复4～5次。

36 脚或腿在椅子上的半犁式（Ardha Halāsana – feet/thighs on a chair）

做支撑肩倒立时，无论在椅子上或独立完成，持续关注以下内容：

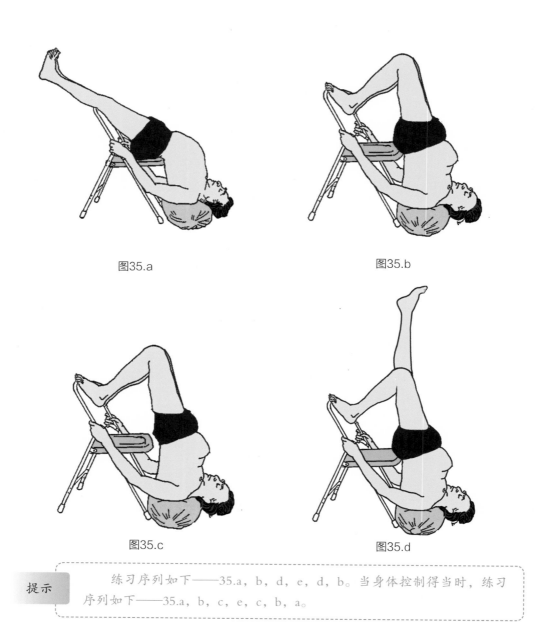

36.a 安排如下：

1. 如果做椅子上的肩倒立，需准备两把椅子。一把如《艾扬格瑜伽入门教程》那样放置（参考该书107页和108页）。
2. 另一把椅子或桌子放置在抱枕前方，距离0.75～0.9米，或如手杖式的距离。
3. 独立完成肩倒立，在椅子上完成亦可。

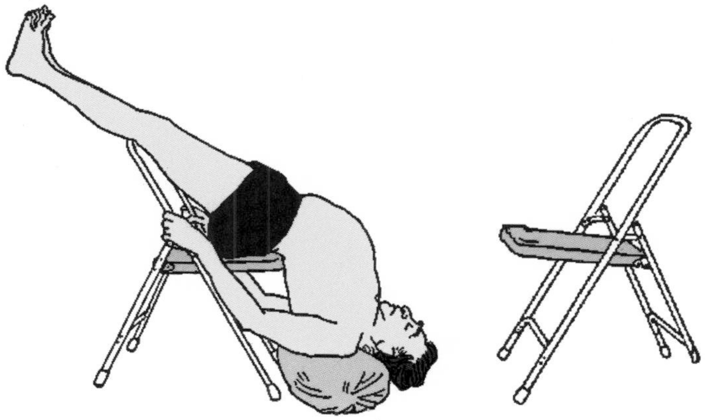

图36.a

- 双肩卷向后，坚实地放置在抱枕或毯子上。
- 肩胛骨内收。
- 胸腔打开。
- 胸骨由后向前提升向上，使胸腔持续上提。
- 双手紧握椅子，利用握力，提升和扩展胸腔侧面。
- 确保椅子稳固，可支撑身体，将椅子拉向身体。保持身体的上提，但仍然置于椅子上。这意味着，当椅子作为辅助工具被使用时，身体也在辅助椅子（图36.a）。

提示

如上述，把脚放在椅背上，在此完成四腿拱桥式（Catuṣpādāsana）（图36.b）。

一旦在此体式中获得稳固，可进行半犁式练习。

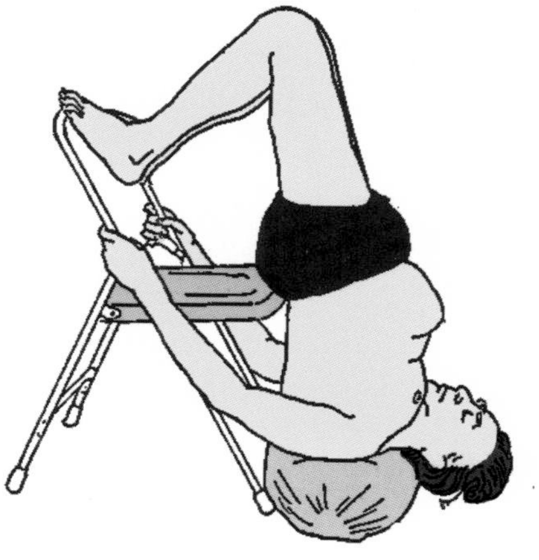

图36.b

- 紧握椅子腿。
- 吸气，屈膝，置脚于椅背上。体式中保持片刻，自然地呼吸。不要从椅子边缘向上抬起臀部。稳定身体。
- 左脚保持在椅背上，右腿抬向前。

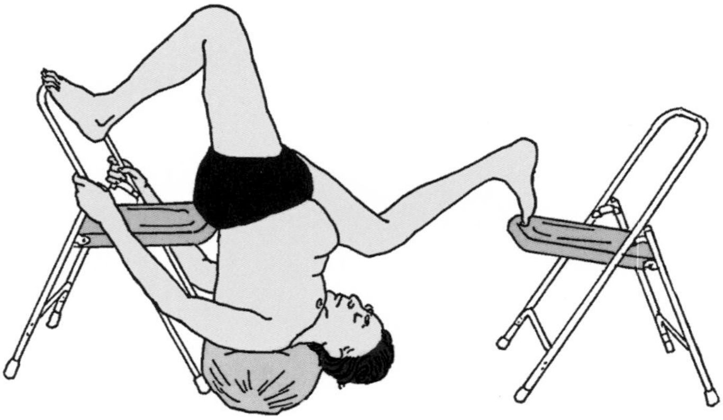

图36.c

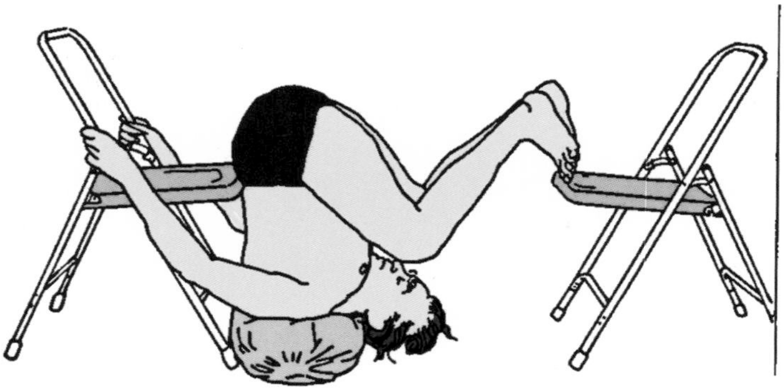

图36.d

• 脚趾放在事先准备好的椅子或凳子上，右腿略弯屈（图36.c）。

• 然后，左腿也放在椅子上（图36.d）。

提示

1. 逐一抬腿。
2. 不要将膝盖和腿向天花板提得太高。
3. 不要抬头看向做犁式的那个椅子。要提高身体本体感受力。
4. 在这个姿势中，双脚放在椅子上，膝盖略弯屈。如果手臂太短够不到肩倒立椅子的边缘，把手落下扶住椅子的座位处。稳定身体，保持片刻。

• 在椅子上，伸展右脚趾，稍稍地向前滑动右腿，伸直膝盖（图36.e）。

• 伸直左膝盖。双腿伸直，即为半犁式（Ardha Halāsana）（图36.f）。

• 提升躯干。

• 双腿与地面平行，躯干应保持在一个合适的角度。

• 保持左半犁式中3～5分钟。出体式时，紧握身后的椅子。呼气，逐一屈膝。向身后的椅子推送臀部，稍稍屈左腿，抬起，置于椅子靠背上。同样地，把右腿置于靠背上。

提示

在半犁式中，大腿可置于椅子或凳子上。此种情况，犁式的椅子应靠近头部，使大腿可放置在椅子上。手臂伸直过头顶，也可伸向后。或者，如果椅子在后方，也可握住椅子（图36.f）。在半犁式中，摇晃的腿被安放，有助于减缓头痛，鼻炎，感冒、哮喘。

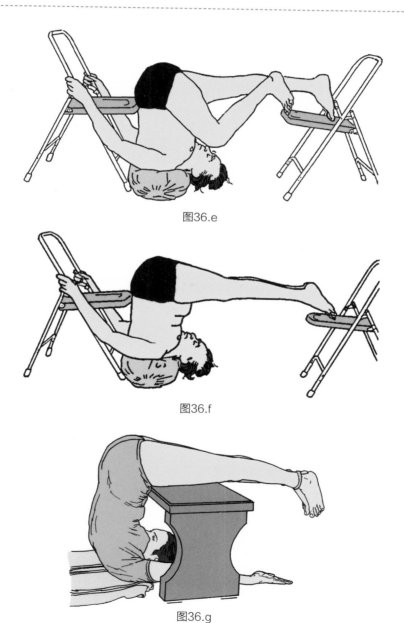

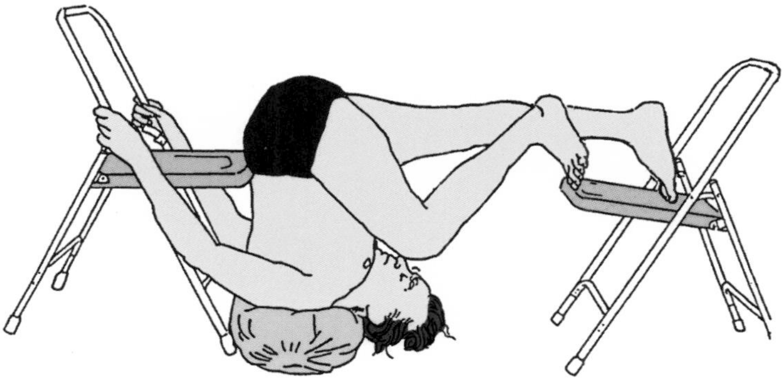

图36.e

图36.f

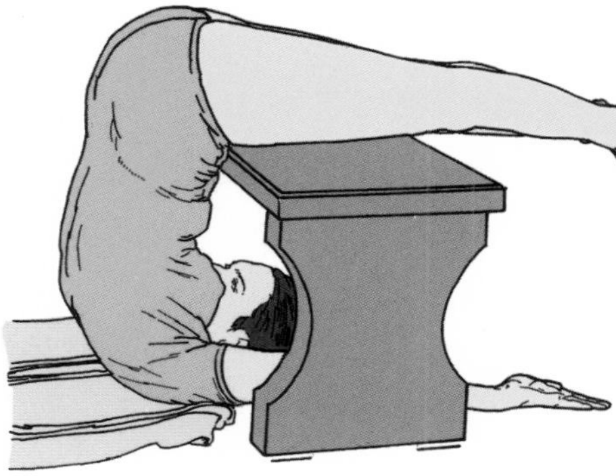

图36.g

两种方式出此体式：

i. 臀部保持在椅子上，松开抓握椅子的手，从抱枕上缓慢地滑落肩膀。

ii. 缓慢地向后拉椅子，把臀部落在抱枕和椅子之间。这样，头部先落于抱枕上。下来后，向右转身，出体式。

提示 小心练习，以免翻倒、受伤。

支撑帮助平衡身体。当把肩膀置于抱枕上时，脖子的倾斜避免颈部受到压力。因此，那些因脖颈问题，或因拉扯脖颈而害怕做肩倒立的学员也可用这个方法练习。这个类型的肩倒立对病后康复的学员特别有好处。肩倒立的其他益处也会随之获得。支撑肩倒立也可起到同样的效果：缓解呼吸问题、头疼、心脏病、思想压力、脑部疲劳、眼部问题和改善健康及免疫力，对做过腹部手术的学员也会有益处。

同样的，如上练习犁式也可获得一定的益处。

首先，肩倒立在椅子的辅助下完成后，臀部已被抬起。这样，抬起臀部的困难就解决了。双手紧握椅子，肩膀置于抱枕上，使得双腿向地面变得容易。在椅子和抱枕的帮助下，向上提升后背和伸直双腿便可实现。在辅助物的帮助下，那些看上去很难的动作就都能做到了。由于斜方肌向下，肩膀和颈部肌肉获得放松。脊柱被强化，腹部器官得到有效的锻炼。大腿后侧被增强。辅助物帮助学员在体式中保持更长时间。支撑犁式（Sālamba Halāsana ）可缓解头痛、喉咙痛、扁桃体炎等。这两个体式也能有效地减少头部、声带、肺部的紧张感。

在两个体式中，需做到目视天花板，专注呼吸，放松喉咙。这能帮助头脑隔离外界，净化内心。通过如此简单的过程，每个人都可体会到肩倒立中的喜悦（saumanasya）和犁式中的放空（manolaya）。头脑放松，心境平和，即便是醒着的时候，也可以如睡觉一样放松。宁静和虔诚，是瑜伽之路上所必备的品质。

如果眼睛没有凝视天花板，胸腔的上部可能感觉很重，这是喉咙变硬的缘故。眼睛看向胸腔或肚脐，可帮助胸腔和腹部的上提，但眼睛会有压力。闭上眼睛，让头脑和眼睛休息。目视天花板，能帮助身体变轻。如果目视前额，沮丧的情绪会得到缓解。高血压的学员，可闭上眼睛。

如此，这些倒立体式能够带给我们生理健康、心绪平和、灵性成长。这些方法是为每个人的全面发展而设计的，它能够指引我们从物质晋升到灵性。

37 犁式（Halāsana）——加强背部伸展式（Paścimottānāsana）

对青少年而言，犁式可以带着动感来完成。

这是犁式的另一种做法。此法中，身体像半个滚动的车轮。

- 坐立于手杖式（图37.a）。
- 吸气，进入手臂上举手杖式（Ūrdhva Hasta Daṇḍāsana）。保持双腿伸直和延长（图37.b）。
- 呼气，躯干前屈，手握脚外缘。头放在膝盖上，进入加强背部伸展式（图37.c）。
- 松开脚，身体向后倒（图37.d）。
- 身体倒向后时，抬起双腿（图37.e）。
- 后背触地的瞬间，双脚被带过头顶，提升躯干，带双脚越过头顶，脚触地（图37.f）。
- 从后背猛推一下身体，但不要摇晃身体。
- 进入犁式（图37.g）。
- 吸气，在空中提起双腿，带动身体和手臂，连贯迅速地回到加强背部伸展式。
- 记住，当落下时，从肩膀到腿延长后背，放低躯干，做加强背部伸展式。
- 伴随呼吸，重复动作6～8次，呼气可使身体变轻盈。

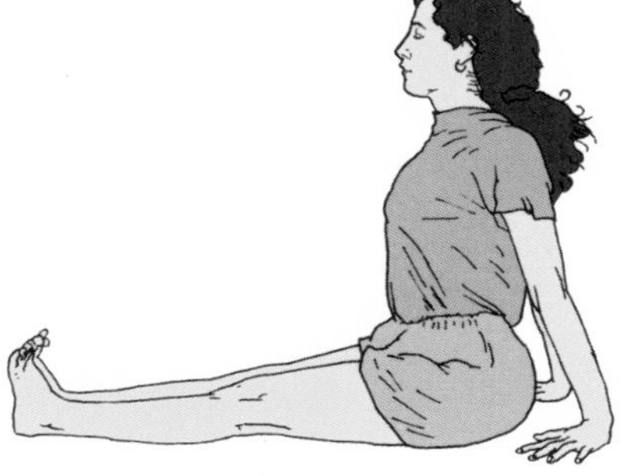
图37.a

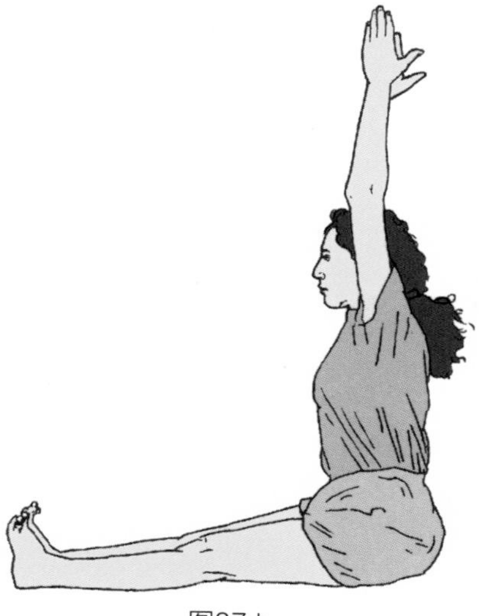
图37.b

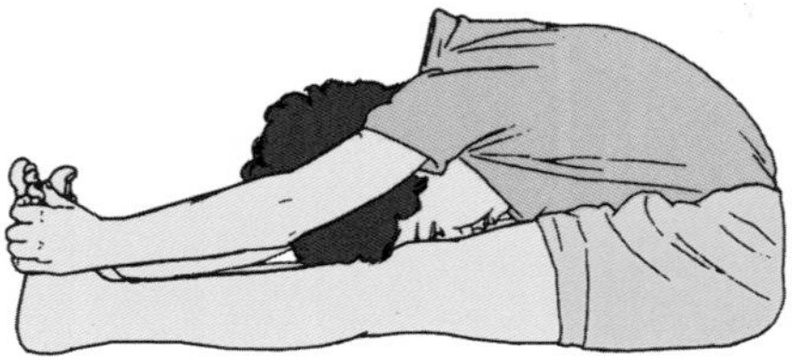

图37.c

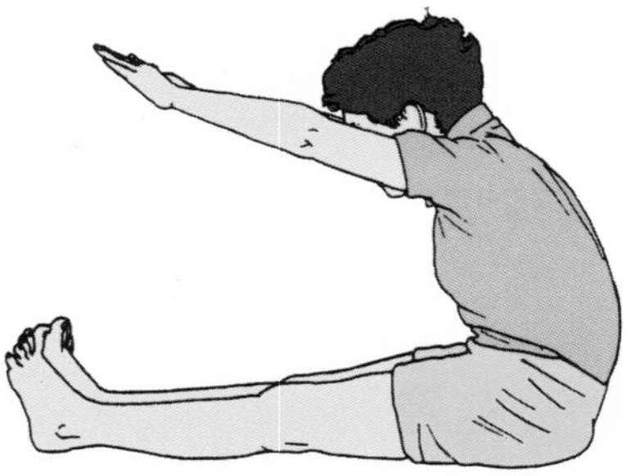

图37.d

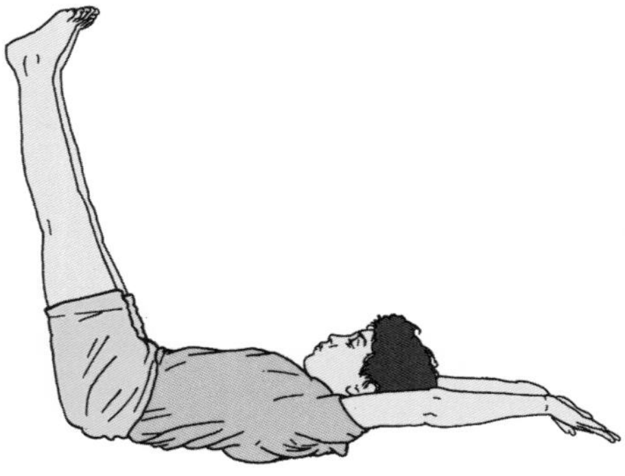

图37.e

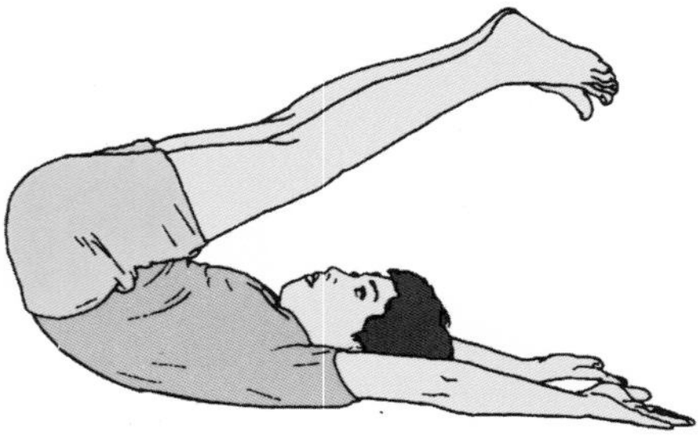

图37.f

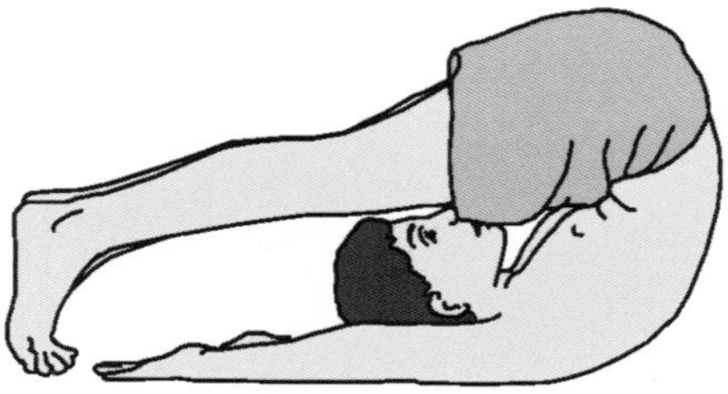

图37.g

提示

1. 技术层面，无需详尽地解释。从加强背部伸展式 到犁式，是一组快速敏捷地移动胳膊、腿、躯干的连续动作，反之亦然。如同扔了一个球，球一会儿跑到犁式那儿，一会儿又跑到加强背部伸展式那儿。它令人抛却杂念，集中心志，并培养迅捷和敏锐的性质。

2. 基于此，青少年可习练滚轮式。在板球比赛中，接球者接到球或者为了拦截球，用双肩翻滚。同样地，进入犁式，手掌置肩膀两侧，用双肩翻滚，紧接着膝盖和臀部着地。注意：高血压、心脏病和颈部疾病的中老年人不可练习此体式。

38 车轮式（Cakrāsana）

青少年可动态地完成从手杖式到车轮式的转换。

- 坐立于手杖式（图38.a），进入加强背部伸展式（图38.b）。
- 呼气，进入犁式（图38.c）。
- 举手过头顶，屈膝。脚趾牢牢地稳固定在地板（图38.d）。
- 屈肘，掌心向下，置于头部两侧。手指指向肩膀。
- 向头部推送臀部，提双肩向上（图38.e，图38.f）。
- 脚趾压向地面。
- 降低臀部，抬起躯干和肩膀（图38.g）。
- 抬头，落下臀部。此体式如同翻跟斗（图38.h）。
- 不要向左或右倾斜身体。

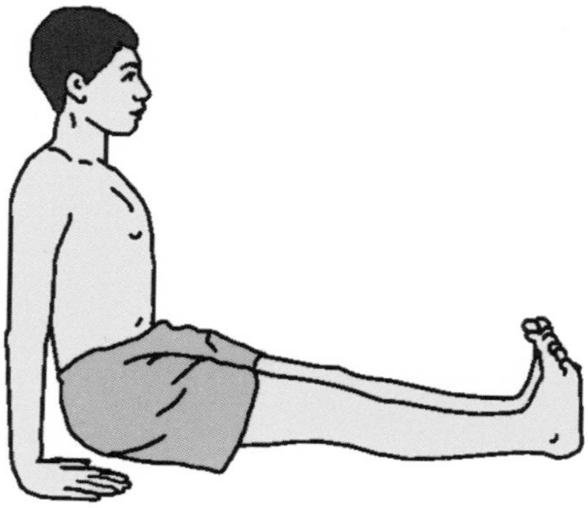

图38.a

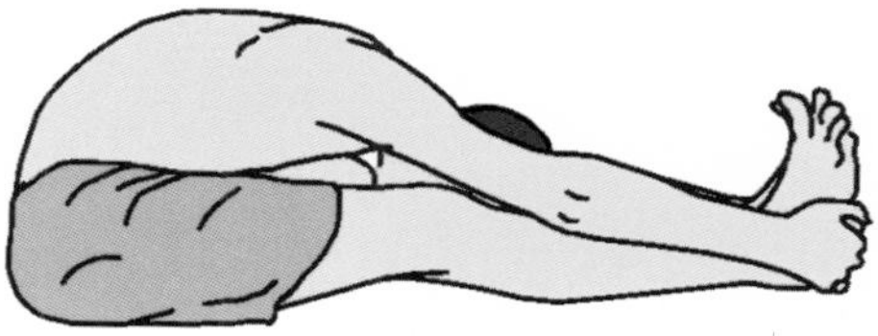

图38.b

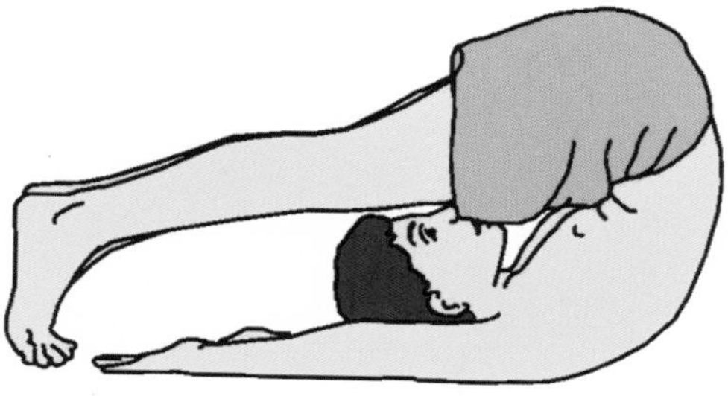

图38.c

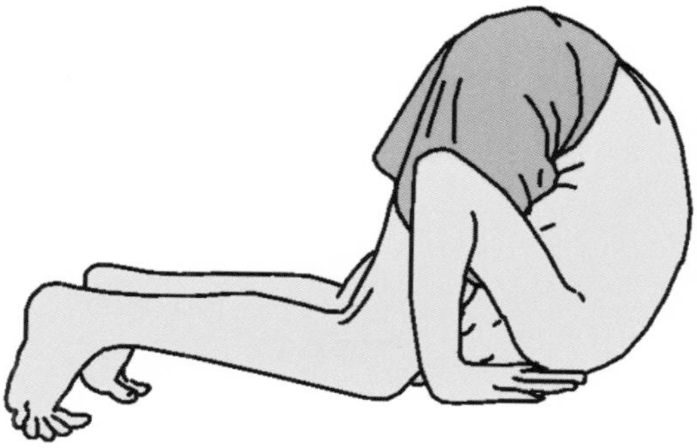

图38.d

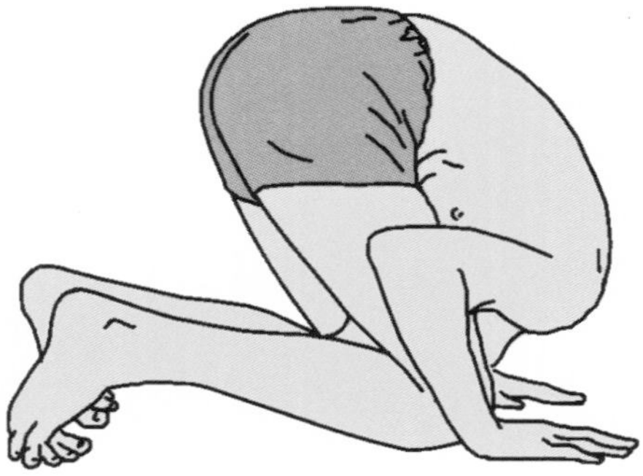

图38.e

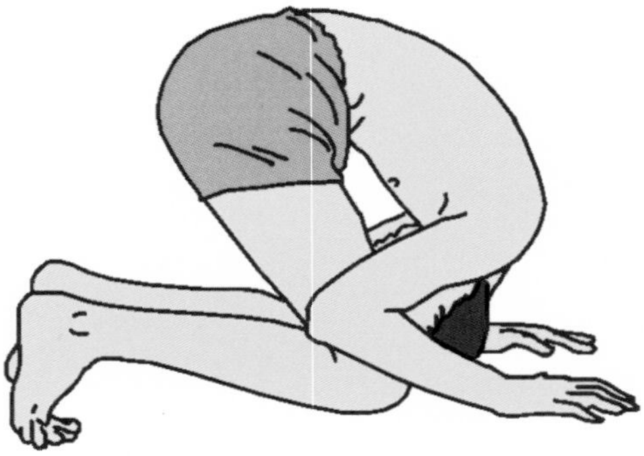

图38.f

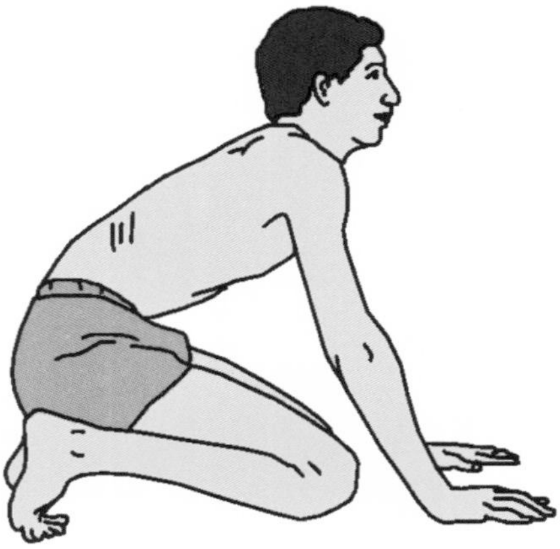

图38.g

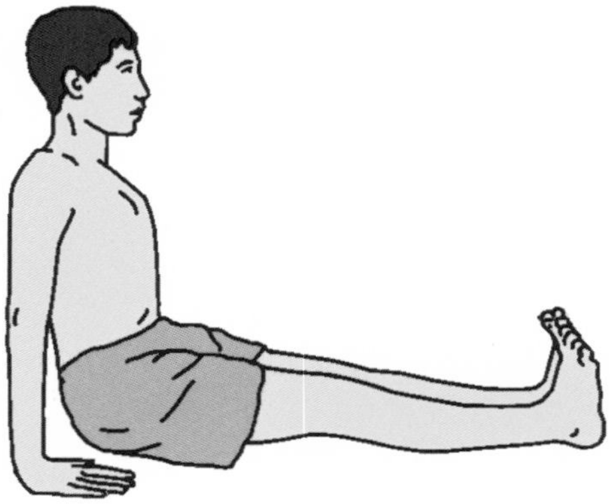

图38.h

第六章

腹部体式

（Udara Ākuñcana Sthiti）

39 半船式（Ardha Nāvāsana）

完全船式在《艾扬格瑜伽入门教程》中已经教过。在这里才介绍半船式，因为半船式需要腹部具有强有力的收缩能力。

1. 手杖式坐立。
2. 十指交扣放于脑后，正好在颈部上方。
3. 呼气，后仰躯干的同时双腿抬离地面。
4. 绷直膝盖，伸展脚趾（图39.a）。自然地呼吸。
5. 呼气，落下双腿，坐回手杖式。

提示 双腿和躯干之间的角度要开阔，这样腹部肌肉才能收缩。在完全船式中，脊柱肌肉得到强化；在半船式中，腹部肌肉得到强化。如果下背部或胸腔下方底肋区域突然绞痛，请背朝下平躺在地上。通常，保持体式时屏息或者胃肠胀气就会出现这种情况。有经期并发症的女性不能练习这个体式。

简易做法

如果你无法保持平衡，就后仰躯干，屈肘，前臂压地，然后呼气，按照上述方法抬起双腿（图39.b）。

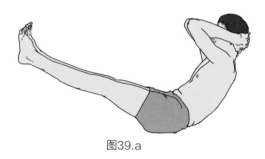

图39.a

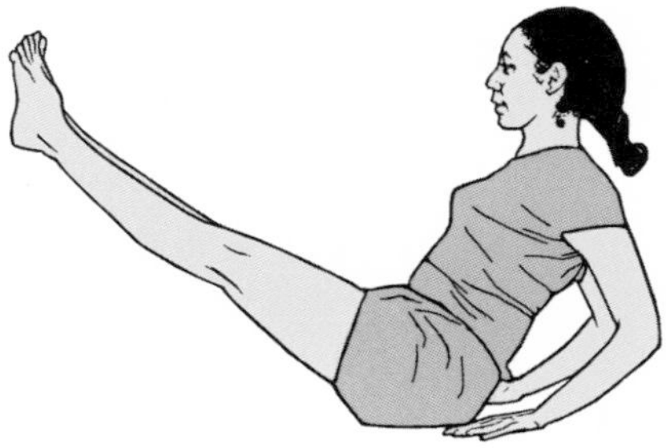
图39.b

第七章

后弯体式

（Pūrva Pratāna Sthiti）

40 椅子上的双脚内收直棍式（Dwi Pāda Viparīta Daṇḍāsana on a chair）

循序渐进，一步一步地完成下列动作：

a. 进入椅子里。

b. 背部挺直内凹。

c. 手臂穿过椅子下方。

d. 手臂越过头顶。

e. 进一步向后伸展。

a. 进入椅子里。

- 椅子打开，把折叠的毯子放到椅座上，如下所示（图40.a.1）。
- 面朝椅子靠背坐下，双腿逐一向后伸进椅子里（图40.a.2）。
- 向椅子内移动，使得背部边缘落在椅座上（图40.a.3）。
- 抓住椅臂。身体后倾，这样背部可以在椅座的前侧缘弯屈，胸腔就会打开（图40.a.4，图40.a.5）。
- 现在逐一伸展双腿。保持脚跟向下（图40.a.6）。

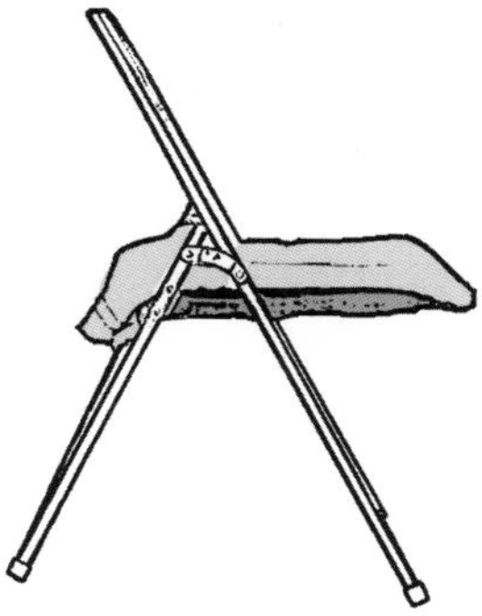

图40.a.1

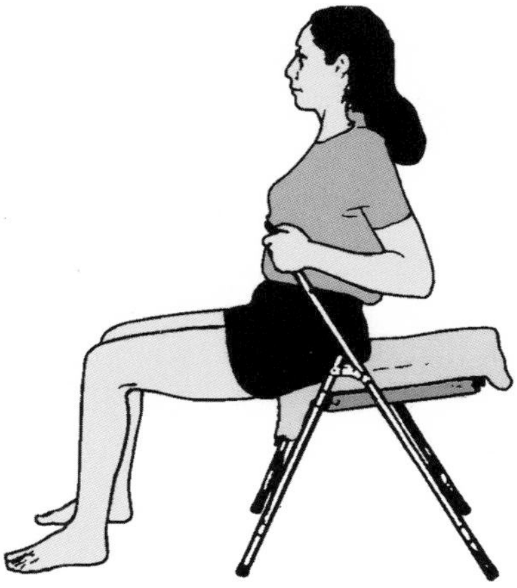

图40.a.2

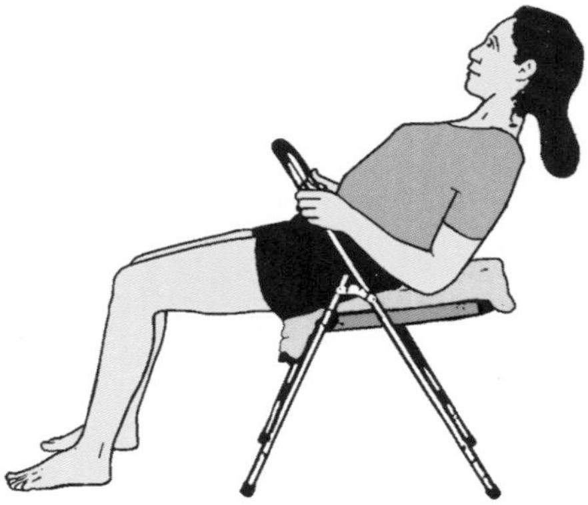

图40.a.3

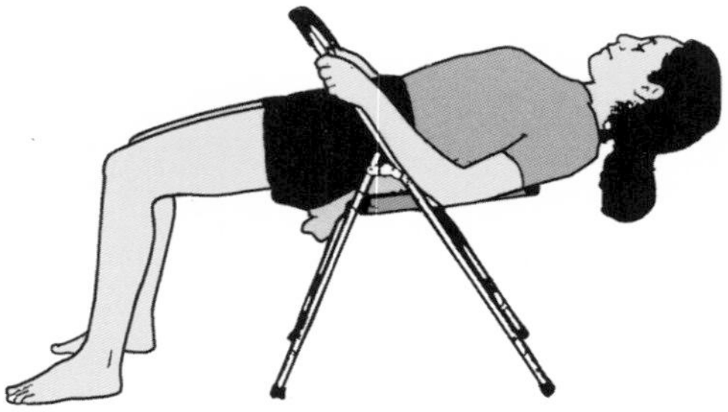

图40.a.4

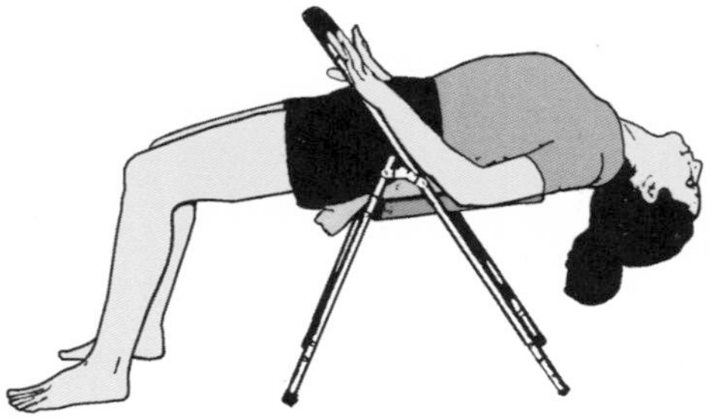

图40.a.5

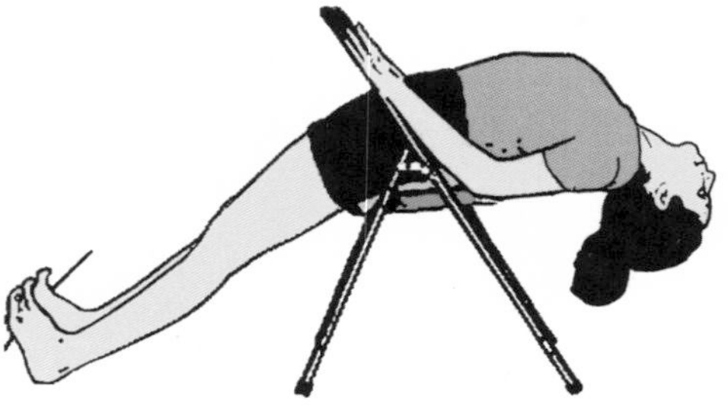

图40.a.6

提示

如果够不到地板，脚跟垫在抱枕或高凳上。抓住椅臂，让背脊获得良好的曲度。

b. 保持背部挺直内凹。

- 把椅子放在离墙0.6～0.7米远的地方，椅子背面朝墙。
- 把毯子放在椅子上。如图40.a.2所示，进入椅子里。
- 移动臀部进入椅子。双手抓住椅背边缘。双腿蹬直，双脚触墙。
- 抓住椅背两侧，双脚用力抵墙，后弯直至中背触碰到椅座（图40.b）。
- 背部在椅座的前侧缘弯屈。

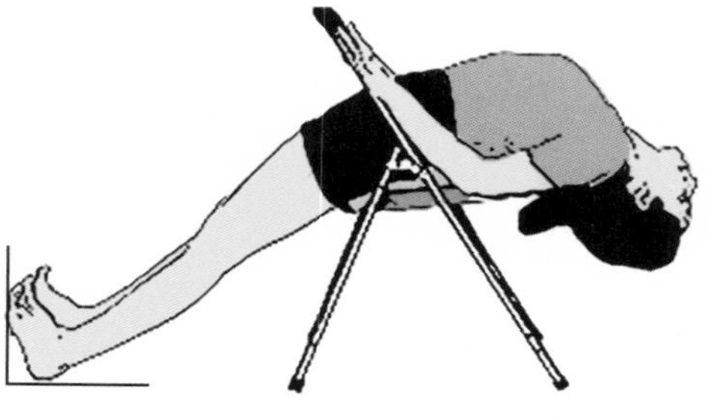

图40.b

提示

背部底肋边缘会越过椅座后背弯屈。尽量弯屈中背。在这个姿势中，脊背后弯。头被牵引向后，肩胛骨被推入身体。在这个姿势中停留片刻，自然地呼吸，抓住椅子靠背的边缘，这样背部肋骨就会移入胸腔。

解除体式时屈膝向内走。紧紧抓住椅臂，通过抬起背部，胸腔向上抬起躯干（图40.a.4,图40.a.3,图40.a.2）。

c. 手臂穿过椅子下方。

- 在这一步骤中，用腰背来后弯。所以，需要在腰背下方放置卷毯。
- 进入步骤40.b；做2～3次呼吸。
- 现在，进一步向下滑动背部，直到腰背落在卷毯之上，在此过程中，要在腋窝区域创造出自由。双臂要插入椅子下方。

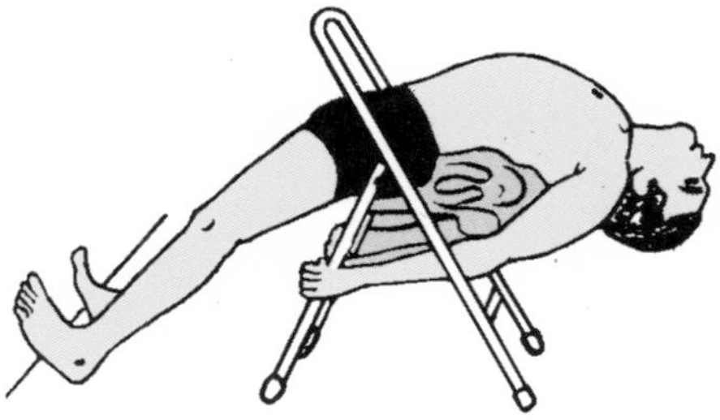
（图40.c）

- 双手逐一放在座位下，用手握住椅子的后腿（图40.c）。
- 在这个体式中停留3～5分钟。
- 呼气时再次将双手放在椅子靠背两侧。逐一屈腿。呼气时抓住椅子靠背两侧。通过内收背脊来上提胸腔和身体。坐直一会儿，双腿逐一伸到椅子外面去。因为脊柱完全受到了支撑，练习者可以舒适地在这个体式中保持。

提示

学习扩展肋腔。抵着椅子的边缘弯屈脊柱。扩展腹部区域，给横膈膜带来自由。这样，呼吸更加容易，因为横膈膜的舒展在横向和纵向上都被拓展了空间。

甲状腺被拉伸了，因为颈部后弯伸长了喉咙，加快了喉咙和上胸腔的血液循环。

d. 手臂越过头顶。

接着上一个步骤，手臂可以以三种方式伸展：

1.伸展手臂过头（图40.d.1）。

2.十指交扣（图40.d.2）。

3.环抱手臂打开腋窝（图40.d.3）。

在上述所有的伸展方式中，上半身从腰线开始向着手臂伸展；下半身向着双脚伸展。借此，练习者能够明白何谓完全伸展。

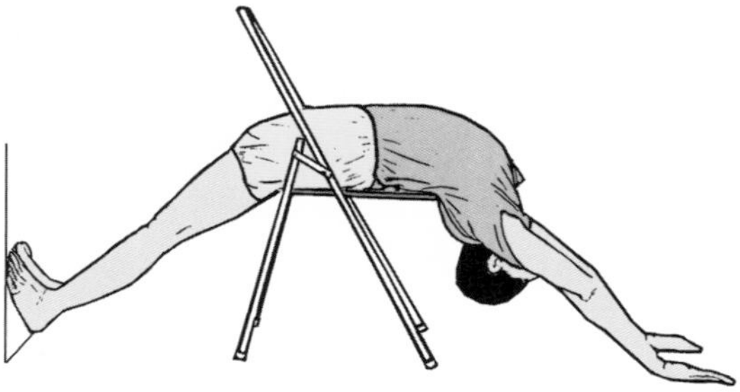

图40.d.1

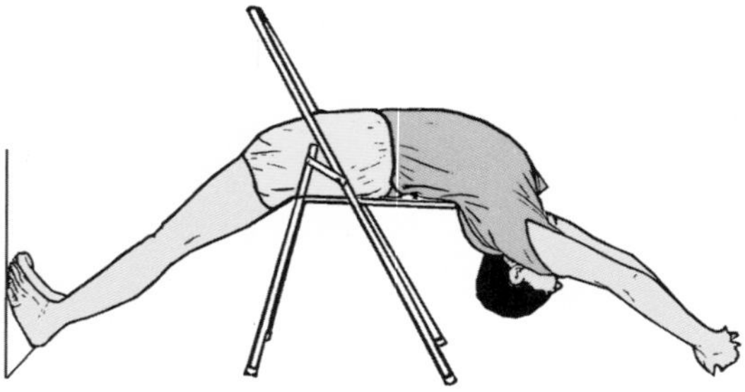

图40.d.2

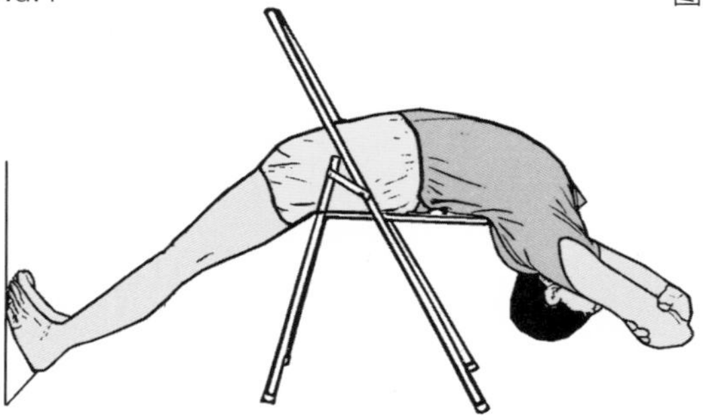

图40.d.3

提示　以上所有动作都可以在大腿上绑一根带子来做。

e. 进一步向后伸展。

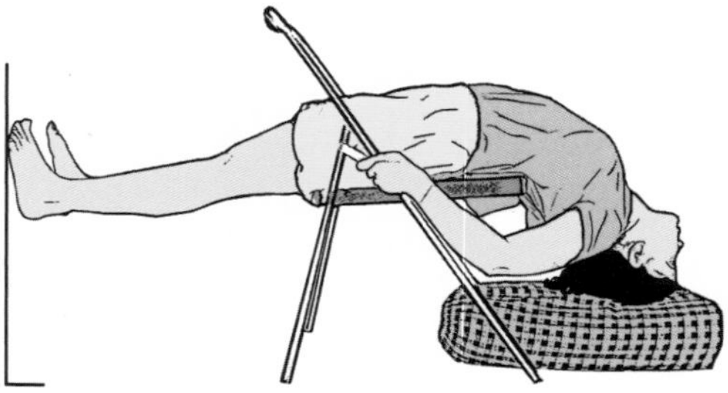

图40.e.1

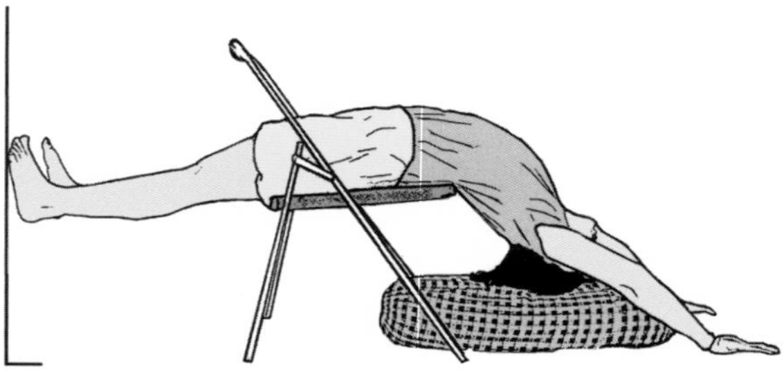

图40.e.2

双腿在墙上升高，以此来感受强烈的后伸展。

- 抱枕放在椅子前方。坐在椅子上向后弯，直到头顶落在抱枕上。
- 双腿抬高到墙面上，双脚蹬墙，把椅子向前推，让双腿伸直（图40.e.1）。
- 拉伸手臂过头顶。伸展双臂（图40.e.2）。
- 环抱手臂。抱肘来进一步伸展腋窝（图40.e.3）。

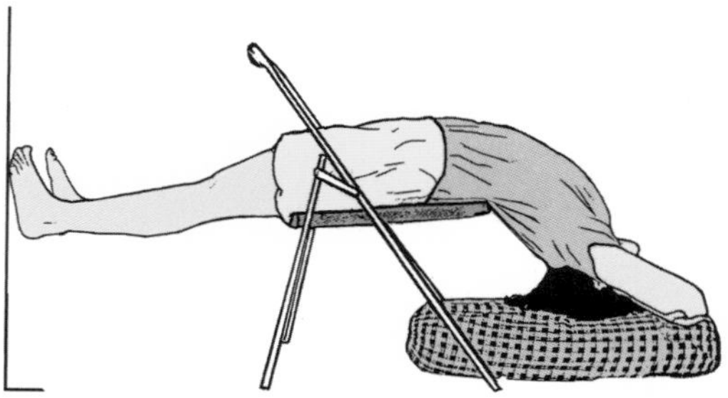
图40.e.3

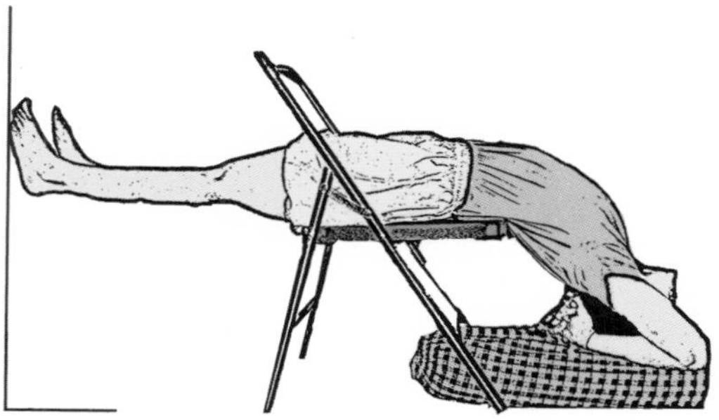
图40.e.4

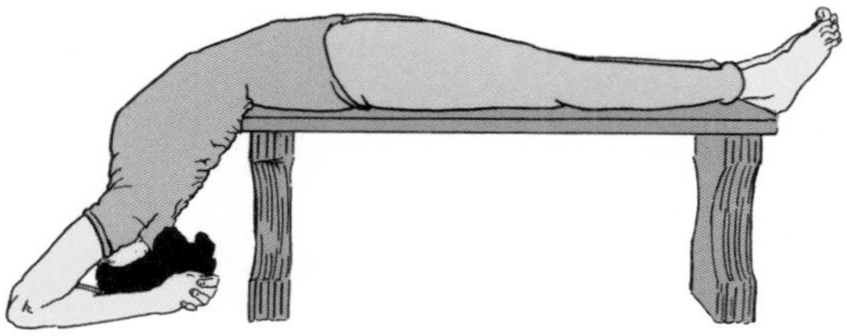
图40.e.5

· 拉伸手臂，双手像在头倒立中那样交扣（图40.e.4）。

提示　为了更进一步向后延伸，可以用长凳来辅助练习（图40.e.5）。

学习了双脚内收直棍式后，椅子上的毯子可以按下列方式来折叠放置。

· 用卷毯来支撑脊背（图40.e.6，图40.e7）。
· 三折毛毯来纵向支撑脊柱（图40.e.8）。
· 将椅子前边缘处的三块竖直折毯再折叠一次，纵向支撑脊柱，垫高脊背（图40.e.9）。
· 将椅子后边缘处的三块竖直折毯再折叠一次，纵向支撑脊柱、骶骨和尾椎（图40.e.10）。

例：

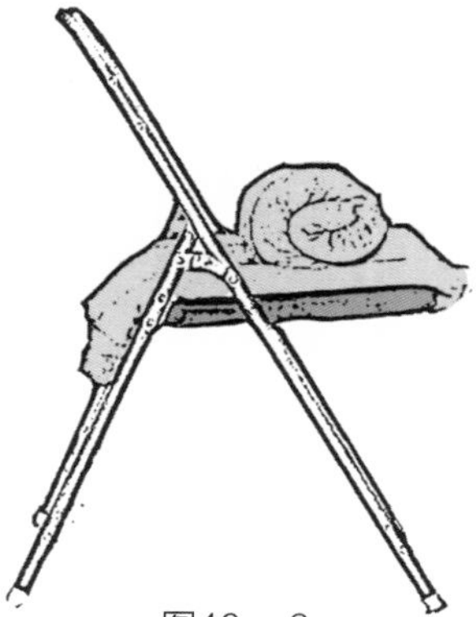

图40.e.6

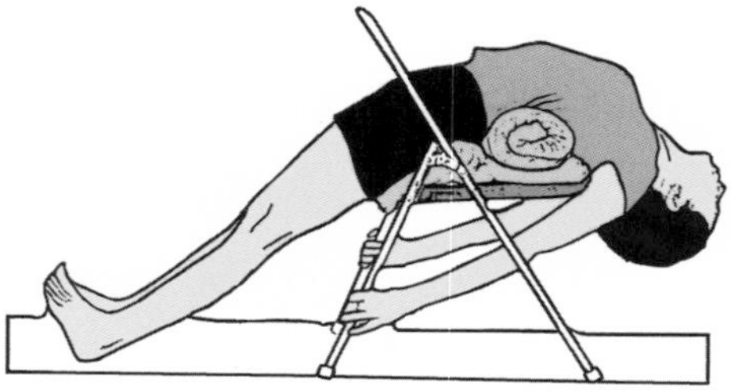

图40.e.7

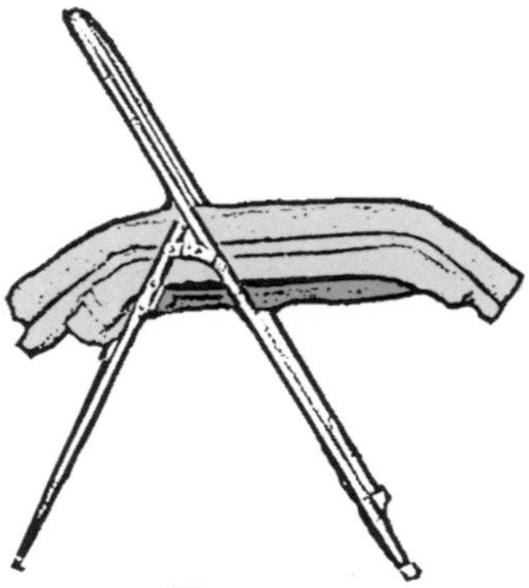

图40.e.8

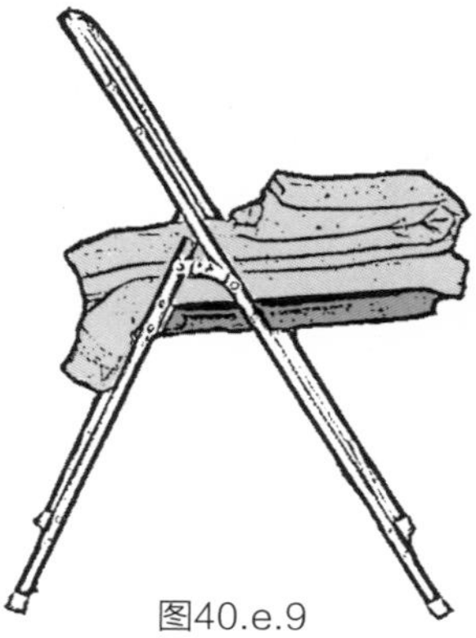

图40.e.9

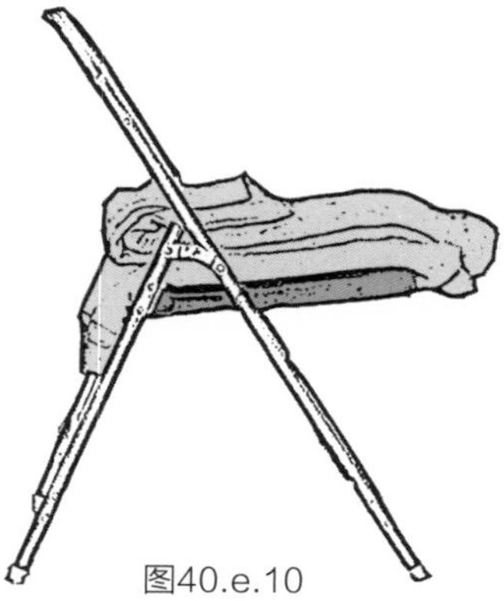

图40.e.10

41 上弓式（Ūrdhva Dhanurāsana）

a. 双脚和双臂定位。

- 背朝下平躺在地上，双腿双脚并拢。
- 扩展双肩，伸长颈部。
- 上提胸腔的同时双掌压地。
- 不要鼓胀腹部（图41.a.1）。
- 双手举到头顶上方，伸展双臂。
- 双腿后侧向脚跟方向拉伸（图41.a.2）。

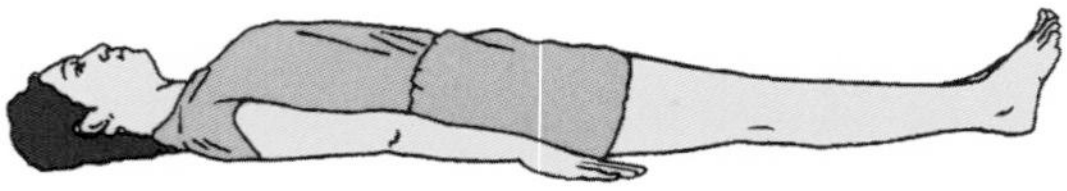

图41.a.1

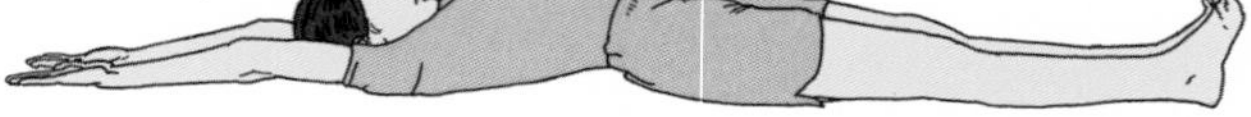

图41.a.2

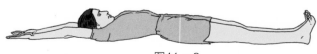

- 这个姿势伸展了腰椎，同时也让双腿稳健。
- 呼气，屈膝，脚跟向臀部贴近。
- 使小腿和大腿后侧越来越近。现在，保持腰椎的伸展，双手落下。
- 手抓脚踝，使脚踝愈发靠近身体，保持双脚贴地。双脚脚跟用力下压。扩展双肩，拓宽锁骨，打开胸腔（图41.a.3）。
- 稳固地下压双脚，双手举过头，屈肘（图41.a.4，图41.a.5）。
- 转动手腕，手掌在靠近肩膀的两侧地面放置。
- 双掌间的距离与肩同宽。
- 张开十指和手掌。这个姿势能拉长躯干两侧，练习者能感受到手臂、手掌、腿和脚。

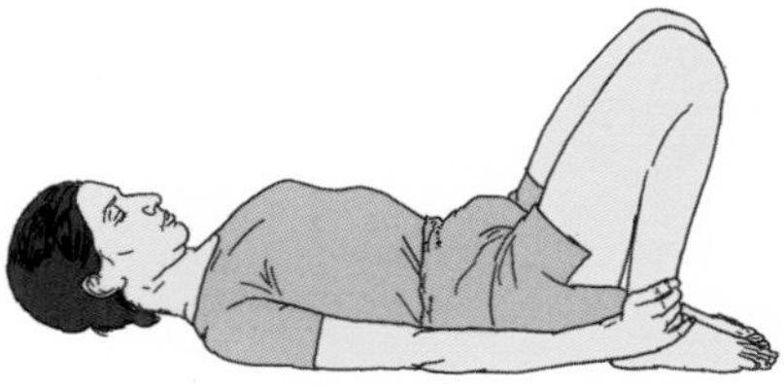

图41.a.3

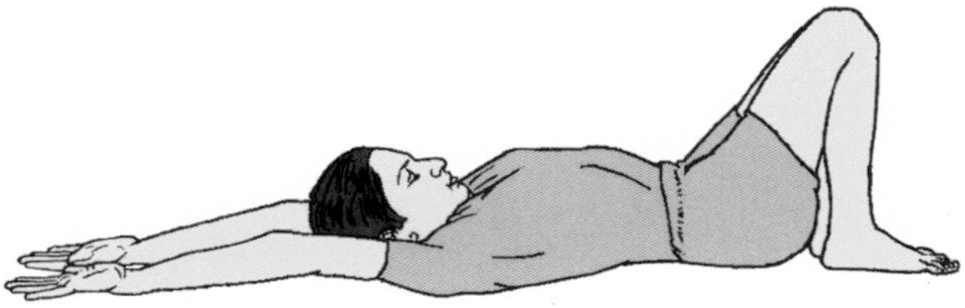

图41.a.4

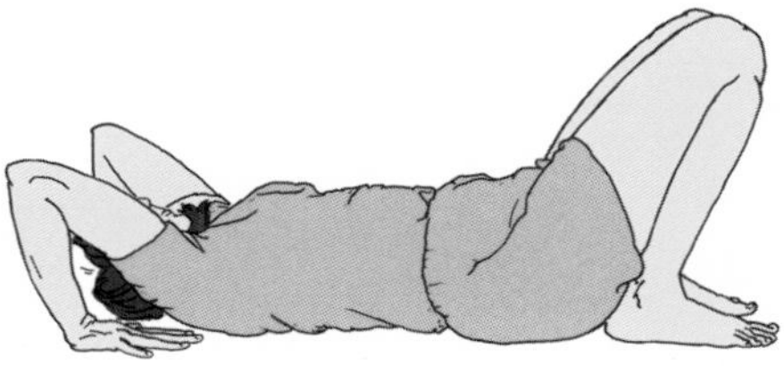

图41.a.5

b. 提起臀部，保持头顶心向下。

- 在上述姿势中，保持2～3次呼吸。
- 呼气；保持背部警觉，抬起背部和臀部。双掌双脚稳固压地。
- 抬起双肩向上，头顶心向后越过双手形成的框。头部不要在手掌中间，要保持头部远离手掌。
- 下压双掌。推动躯干向双腿并上提胸腔。保持双膝和双肘朝向天花板。胸腔不能下沉。
- 现在，身体平衡于头顶心处，重量分布在双掌和双脚间（图41.b.1）。
- 双掌和双脚压地，向上提起身体。
- 看向地面，感受与地面的接触。

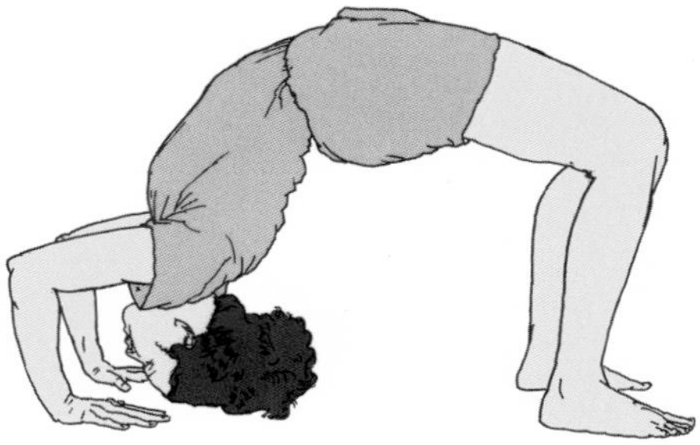

图41.b.1

学习

1. 上提躯干，特别是要学会上提身体基座；
2. 通过把身体重量放在双掌和双脚上，使身体形成拱形；
3. 高高地向上提起双肩。

- 在此姿势中保持自然的呼吸。
- 下压双掌和双脚，上提背部，抬头。放松颈部，保持躯干落地。

提示

躯干不要骤然掉下，要缓慢地把躯干落到地面上。
重复动作3～4次。
重复上述动作身体会变得轻盈，这样轮式练起来就容易了。

c. 提起拱形的身体

- 进入上述姿势。保持两个呼吸。
- 呼气，双掌双脚压低，抬起躯干、臀部和头部（图41.c.1）。
- 拱背，身体重量均匀地落在双掌和双脚上。

提示

在上提动作中，上提的动力来自双掌和双脚，但当练习者的身体形成拱形之后，就感受不到身体的重量了。

- 拉伸双臂，上提双肩，内收肩胛骨，绷紧手肘。
- 上拉大腿肌肉。上提臀部，伸展小腿肌肉。

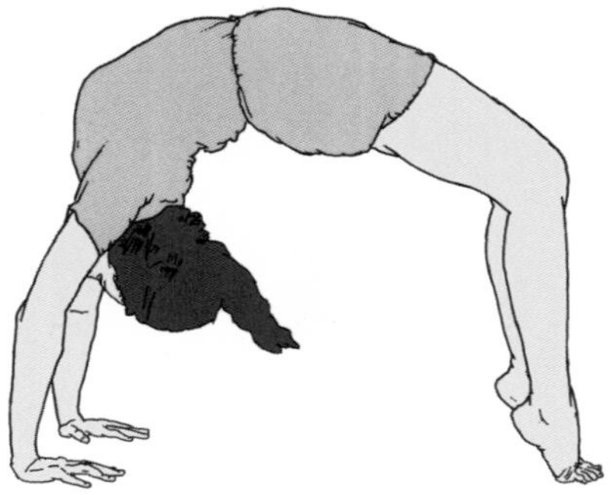

图41.c.1

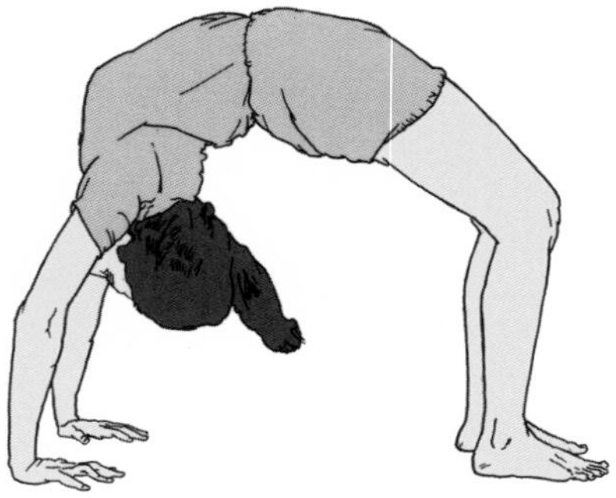

图41.c.2

- 呼气，脚跟抬离地面，高高地上拉大腿肌肉（图41.c.2）。保持几次呼吸。
- 伸展胸腔后侧，拉伸脊柱和腹部。
- 在不降低躯干的同时拉伸脚踝，双脚向内走。这有助于拉近双臂和双脚间的距离。
- 然后，脚跟下沉落地。

> **提示**
> 1. 如有可能，双脚向内走，这样手掌和脚掌之间的距离就缩短了。但是，距离也不能太短，否则脊柱就会被卡住，脚跟上提时向内走要容易得多。
> 2. 这个动作能使身体的拱形增高，加强大腿。

- 保持5～8秒，自然呼吸。
- 呼气，屈膝屈肘，身体下落到地面上。平躺在地上。
- 重复该体式4～5次，以获得更大的自由。

> **提示**
> 双脚的外缘和臀部外缘要保持正位。同样，手腕的外缘和肩的外缘也要正位。但如果无法抬起身体，向两侧转动手掌和双脚——为了上提才这么做。当身体提起来之后，双掌和双脚要归位。

d. 用抱枕、砖或椅子来辅助

无法达成这个体式的练习者可以按下列方法来做:

- 在离墙0.3～0.4米的地上放置一个高凳，把软垫或抱枕堆在高凳上方。
- 在墙边放两块砖头用来支撑手掌（图41.d.1）。
- 保持胸腔背部落在堆放着抱枕或软垫的高凳上（图41.d.2）。
- 靠近手腕的手掌部分放置在砖上（图41.d.3）。
- 现在通过手掌下压砖头来向上抬高身体（图41.d.4）。
- 呼气，把背部往下带到高凳上，用这样的方式来落下背部。
- 患有哮喘，胸腔或脊柱有问题的练习者，以及身体僵硬、肥胖的练习者应尝试这个简化步骤。

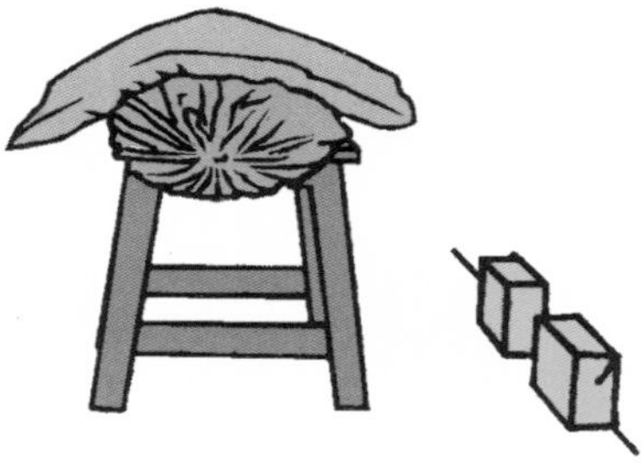

图41.d.1.

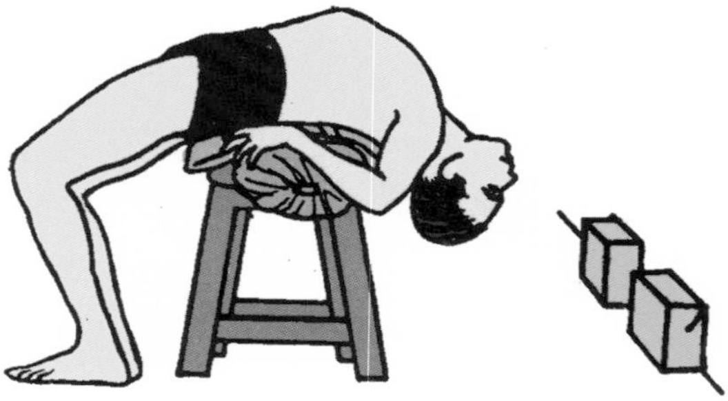

图41.d.2.

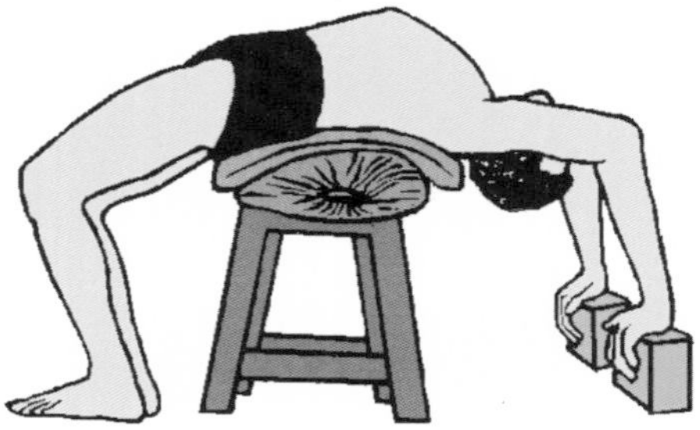

图41.d.3.

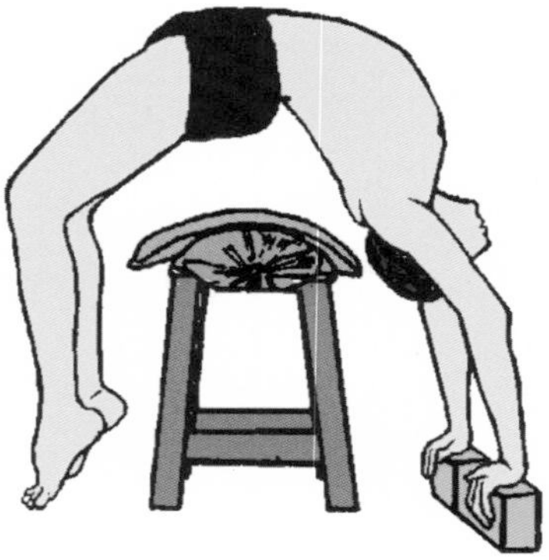

图41.d.4.

42 双脚内收直棍式（Dwi Pāda Viparīta Daṇḍāsana）

学习屈腿和手肘靠墙的双脚内收直棍式。

- 背朝下平躺，大腿、双脚并拢，头顶离墙约15厘米，双脚远离墙。扩展双肩并伸长颈部。提起胸腔向上，手掌压地。
- 呼气，通过屈膝来屈腿，脚跟移向大腿。抓住脚踝，使其靠近躯干。
- 保持双脚平踩地面。稳固地下压双脚（图42.a）。
- 呼气；双臂举过头顶。屈肘，转动手腕，手掌落在靠近肩膀的地面上。
- 双掌间的距离不能超过肩宽（图42.b）。
- 伸展十指和手掌，保持2～3次呼吸。
- 呼气；抬起背部和臀部。手掌和双脚稳固支撑。

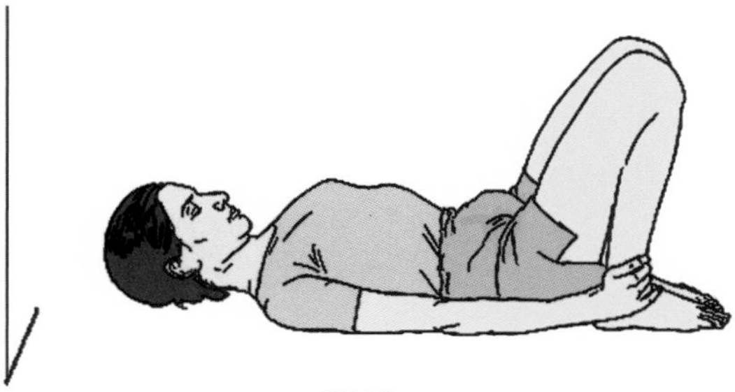

图42.a

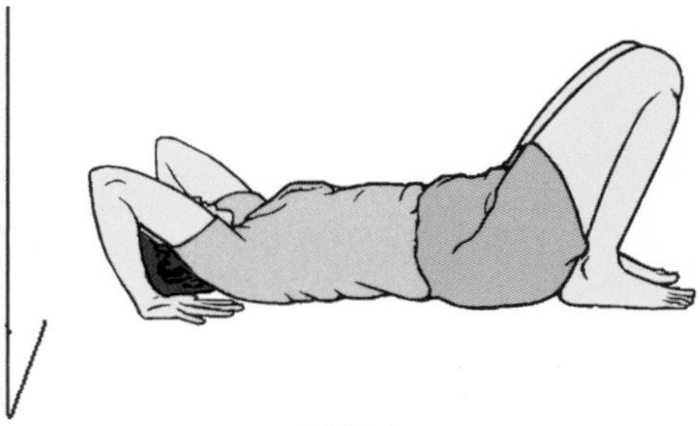

图42.b

- 肩膀向背部移动，上提胸腔，头顶心落到地面上。
- 保持膝盖和手肘朝向天花板，胸腔不能垮掉。
- 平衡于头顶心之上，手掌、双脚下压地面，向上提起身体（图42.c）。
- 身体的重量不能压在手和腿上。
- 直视前方，保持两个呼吸。
- 吸气，提起肩膀向上，从后向前推动并展开胸腔。上提脊柱和脊柱肌肉。
- 双手逐一放到脑后，十指交叩。现在头的姿势就像头倒立中的那样。保持两个呼吸。
- 保持手肘靠墙，以避免手肘打滑。保持面部远离墙（图42.d）。
- 扩展胸腔并提起躯干两侧，通过这个动作你可以激活胸腔、肩胛、腋窝和背脊。
- 解除体式时松开相扣的十指；双手落在头部两侧。手掌和双脚撑地，从颈部到头向上抬头，使躯干着地。

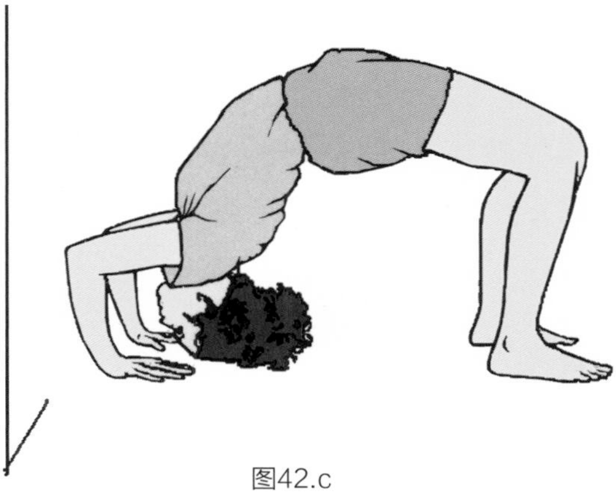

图42.c

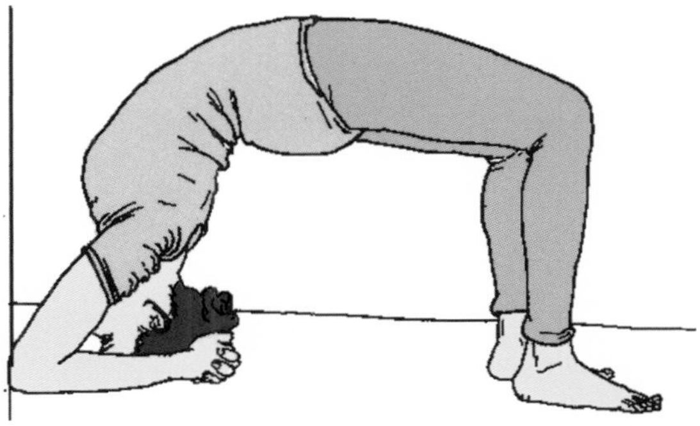

图42.d

提示

学会了正确的平衡之后，你可以提起脚跟，把脊柱进一步推向墙。

这样练习可以使练习者头脑振奋与勇敢，心念的摇摆被消除了，抑郁感也随之消失。

43 墙绳第一式（Rope Ⅰ）——眼镜蛇式（Bhujaṅgāsana）

下面是几个用墙绳辅助的背弯体式。

先来学习预备动作，这样练习者就可以获得动作的灵活性和方向感。

a. 双脚离墙，稍微分开，前后迈步。

- 山式站立，背朝墙站立在两根悬空的绳子中间。
- 正好站在中间，双脚分开一脚宽。
- 掌心向下抓墙绳（图43.a.1）。
- 向前迈步，直至手臂伸直（图43.a.2，图43.a.3）。
- 提起脚跟向上。双腿保持伸直。上提躯干（图43.a.4）。
- 落下脚跟。走回后方，站立。
- 左脚先向前迈一步，然后右脚向前迈，以此来学习手抓墙绳迈步。
- 现在，右脚先向前迈出，然后再迈左脚。依此来迈步向后：右脚先向后，然后左脚；接着，左脚先向后，然后右脚。
- 重复这个动作4次。

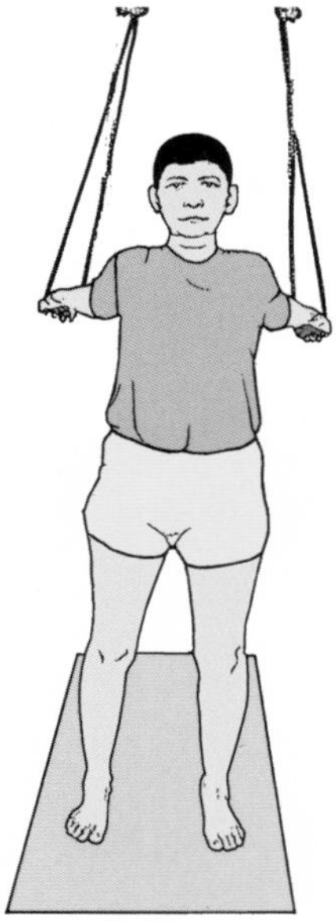

图43.a.1

提示

在此图中，双脚是不并拢的。先学习双脚分开一脚宽的动作，然后再把双脚并拢来练习。

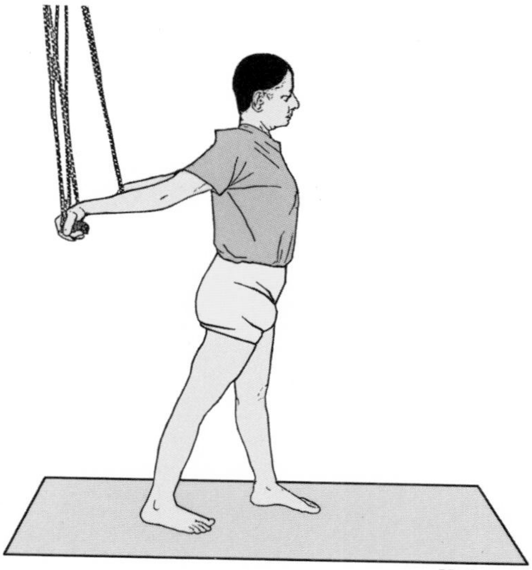

图43.a.2

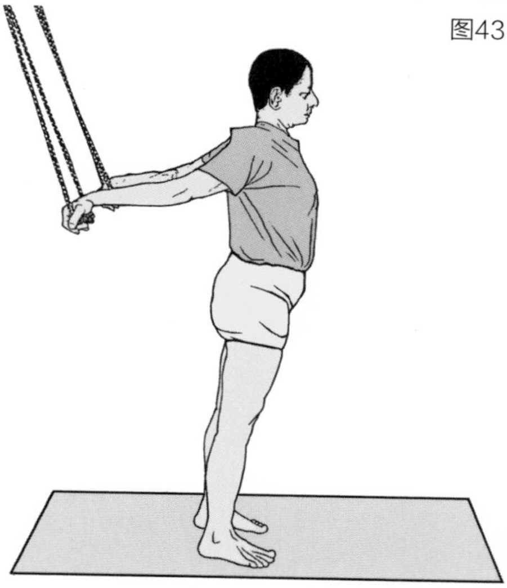

图43.a.3

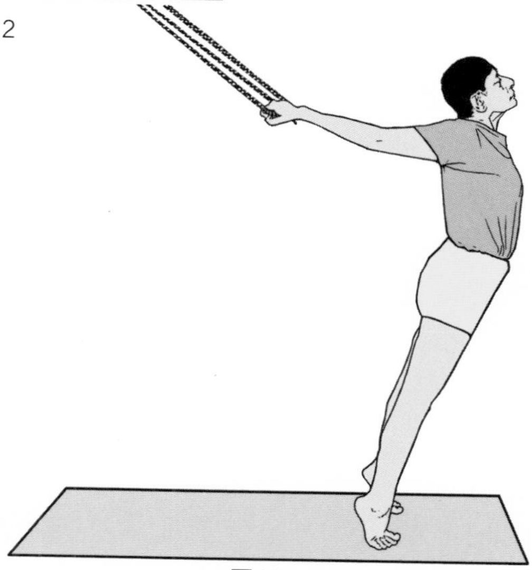

图43.a.4

b. 上下运动——远离墙。

在做进一步练习之前先掌握分解动作。

- 离墙一脚远，山式站立。
- 抓墙绳（图43.b.1）。
- 双脚分开一脚宽。
- 呼气，屈手肘并折叠躯干进入到半加强前屈伸展式，膝盖伸直，手肘朝向天花板（图43.b.2）。
- 重复3次。
- 回到山式站立。

这个动作锻炼了手臂并将身体重心前后移动。

- 接着上述动作进一步练习。
- 吸气，抬头并使背部凹陷，通过下压前脚掌向前来带动躯干向前。
- 抬起脚跟向上，站在脚枕上（图43.b.3）。
- 重复3次。

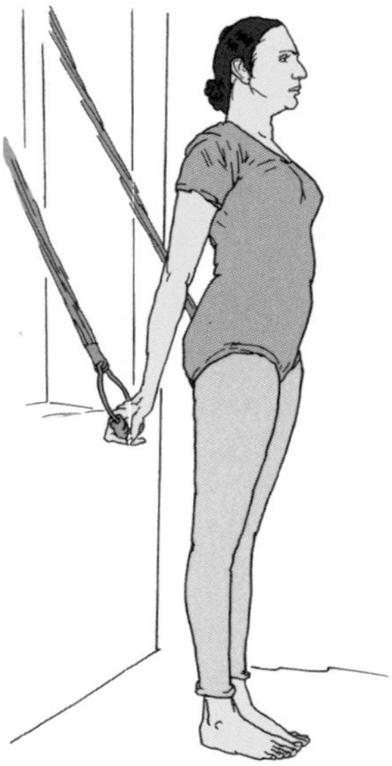

图43.b.1

学着站在脚跟上来运动，躯干向后，进入到半加强前屈伸展式（Ardha Uttanāsana）（图43.b.2）。抬起背部向上，回到山式。

- 从上述动作进一步练习。
- 现在，伸直手臂和手肘。保持掌心朝地。将臀部内收。
- 收紧臀部，并推动臀部向地板。使脊柱完全凹曲然后向上看。内收尾骨区域和骶骨，扩展胸腔。从始至终保持手臂拉伸（图43.b.4）。
- 现在移动臀部向后（图43.b.3），屈肘，把躯干带到半加强前屈伸展式（图43.b.2）。回到山式（图43.b.1）。
- 重复上述动作3～4次。

这个相反的动作能加强脊柱肌肉。

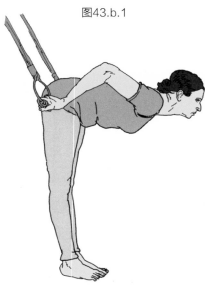

图43.b.2

这些动作形成一个循环。一次性重复4~6个循环。

提示 如果相反过程无法达成，回到步骤3，迈向前就行了。

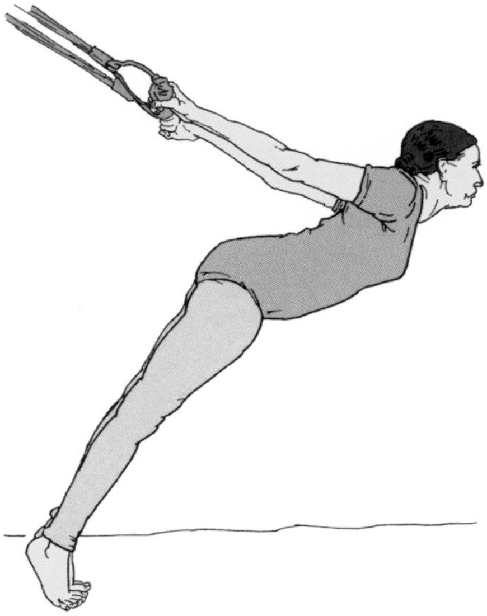
图43.b.3

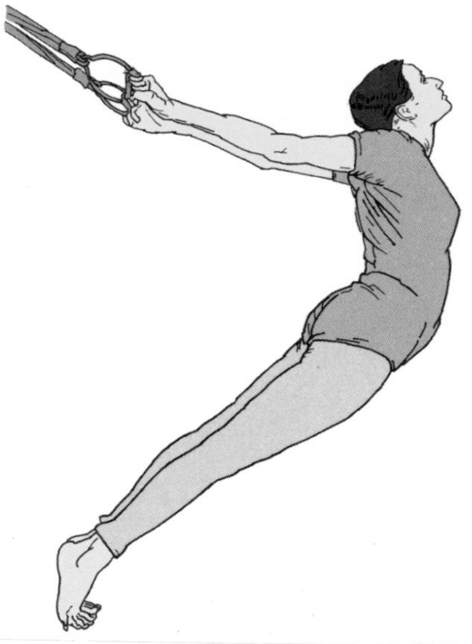
图43.b.4

c. **靠近墙，双脚分开。**

走近墙，躯干向上方墙。保持双脚分开一脚宽。

d. **上下运动——然后，越来越靠近墙。**

- 站立，双脚分开，做上下运动。
- 再把双脚并拢，然后按照同样的动作来做。

e. **眼镜蛇式**（Bhujaṅgāsana）**和脸朝上背部伸展式**（Ūrdhva Mukha Paschimottānāsana）。

- 山式站立，背朝墙。双手抓墙绳，掌心朝下。保持脚跟和臀部贴墙。
- 呼气，前屈进入加强前屈伸展式。 保持双腿伸直然后再前屈。
- 吸气，抬头向前看（图43.e.1）。
- 内收脊柱，脊柱下方连同臀部肌肉一起向前运动，直至手臂伸直。
- 抬起脚跟，用墙来支撑脚跟。

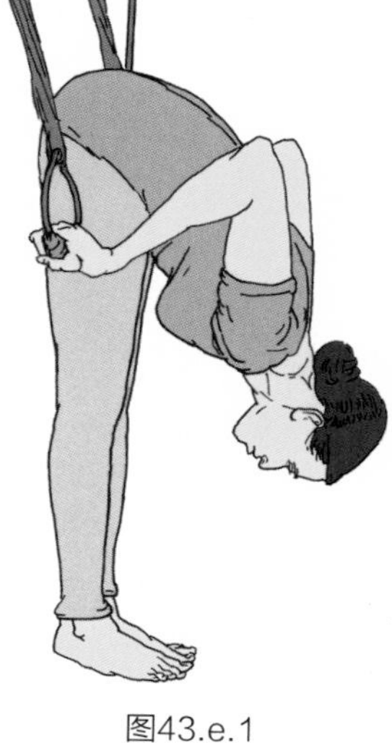
图43.e.1

- 稳固地站在脚趾的脚枕上。伸展躯干两侧向腋窝。扩展胸腔，肩胛骨向内推（图43.e.2）。
- 呼气，绷紧臀部并把臀部推向地板（图43.e.3）。
- 收紧臀部，伸展腹部。抬头向上看。
- 把骶骨和尾骨区域内收。
- 扩展胸腔（图43.e.4）。

- 呼气，抬起臀部和髋，通过屈肘，低头向下。
- 屈肘创造的空间可以让躯干插入，向腿部弯屈躯干。
- 伸直手臂，转动手腕向内。
- 把臀部向地面推。在双腿前侧伸展躯干（图43.e.5）。这就是脸朝上背部伸展式。

  以此动作学习屈伸手肘，强健肱二头肌。

- 为了能起身，屈肘拉墙绳并抬头。臀部和大腿内收向后，然后抬起躯干并且凹曲脊柱。
- 抬起臀部向上，将其向后推进入半加强前屈伸展式。然后，山式站立。
- 重复该循环3～4次。

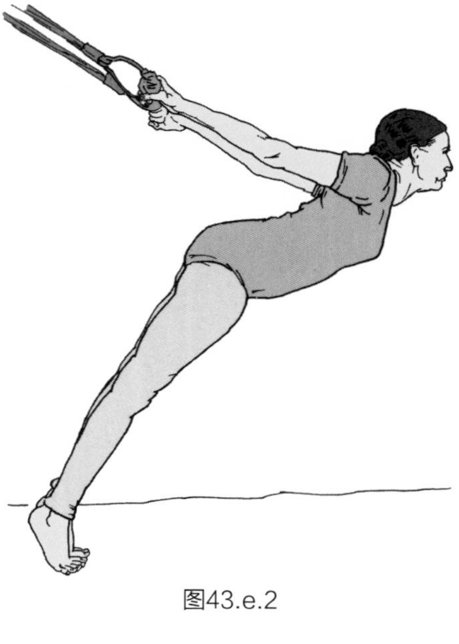

图43.e.2

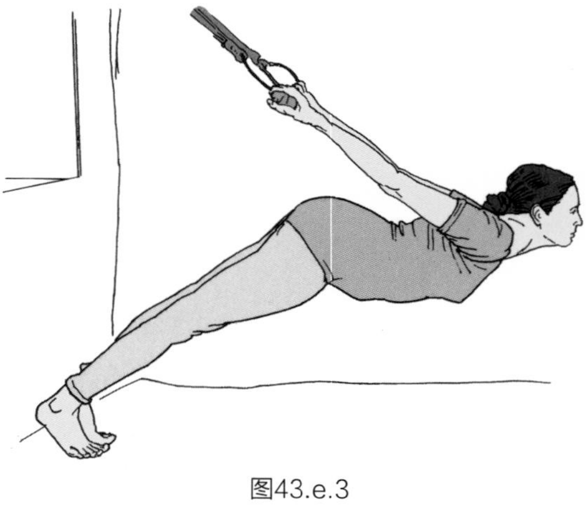

图43.e.3

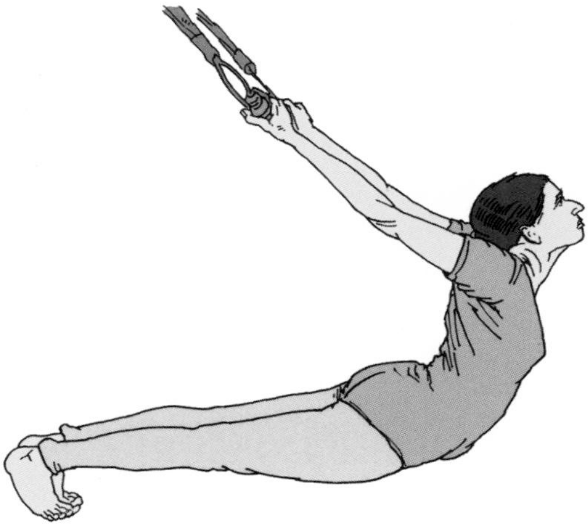

图43.e.4

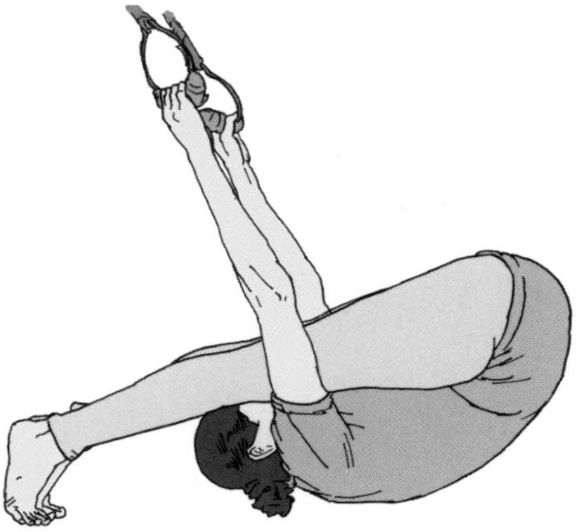

图43.e.5

44 墙绳第二式（Rope Ⅱ）—— 后仰支架式（Pūrvottānāsana）

a. 双脚靠墙，双腿伸直

- 面朝墙山式站立，手抓墙绳时脚趾触墙脚跟触地。
- 上提胸腔然后后弯，直至脊柱适当弯屈。头向后，伸直双腿。
- 拉伸手臂。上提胸骨,头后仰。
- 凹曲脊柱，脊背内收，绷紧臀部，拉伸大腿。
- 延长腹部，提起骨盆（图44.a）。
- 起来的时候，一只腿离开墙。下压离墙的脚，稍稍上提躯干，另一只腿向后。山式站立。

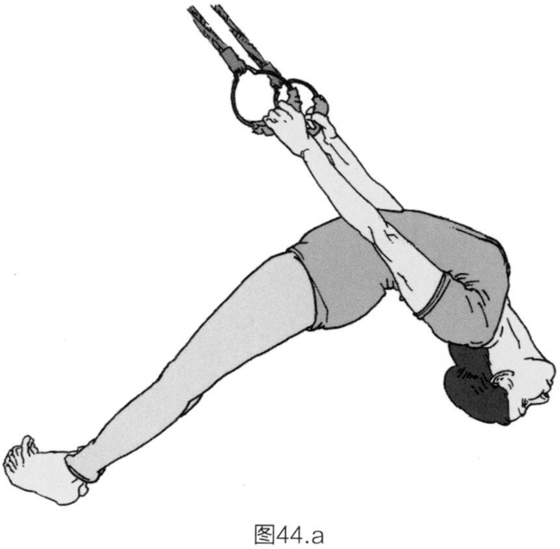

图44.a

觉得“变式a”做起来很困难的练习者可以按以下方式来练习。

图44.b.1

图44.b.2

b. 双脚离墙，双腿弯屈

- 这里，练习者后弯然后再走近墙。
- 面朝墙站立，离墙0.3～0.4米。
- 屈膝，向后伸展脊柱（图44.b.1）。
- 绷直双臂和双腿。进一步后弯。
- 走进墙，双腿逐一触墙（图44.b.2），进入刚才讲解过的体式（图44.a）。
- 为了能起身，双脚逐一向后，然后站直（图44.a——图44.b.2——图44.b.1）。

觉得这个变式仍然很难的练习者，可以按以下方式来练习。

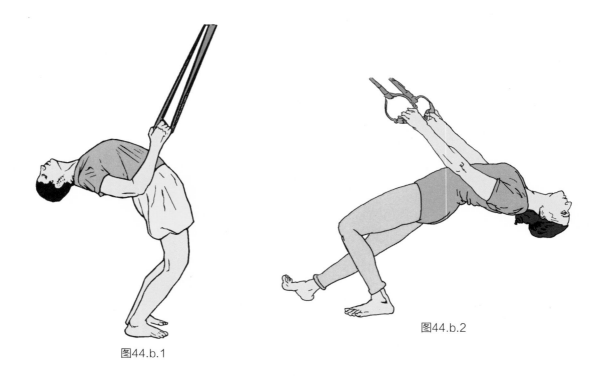

C. 双脚离墙，双腿伸直

- 面朝墙站立，离墙0.3 ~ 0.4米。
- 屈膝，弯屈脊柱。
- 现在，下压脚跟。伸直双腿（图44.c.1）。

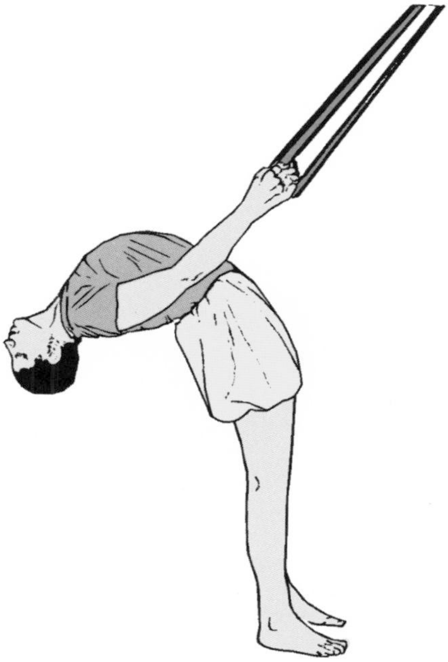

图44.c.1

45 墙绳第三式（Rope Ⅲ）——上弓式（Ūrdhva Dhanurāsana）

- 面对墙站立。
- 一步一步向后走，离墙半脚远。
- 屈膝，向后伸展脊柱（图45.a）。
- 可以的话，双臂拉直（图45.b）。
- 抬起胸腔，尽可能后弯。
- 或者做后仰支架式（Pūrvottānāsana）。保持身体后弯，返回时双脚逐一向前并且保持手臂伸直，进入到直臂的上弓式。

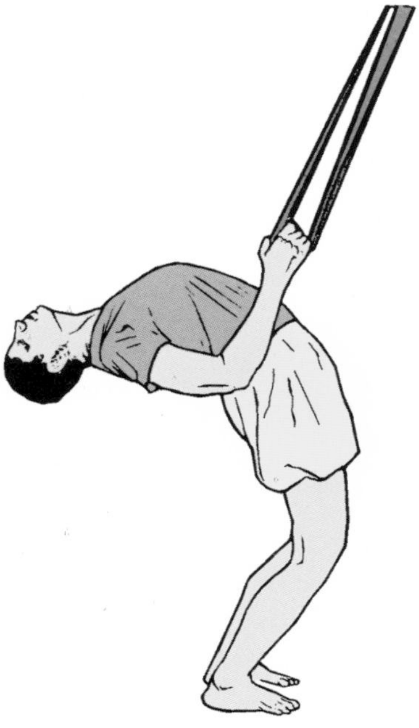

图45.a

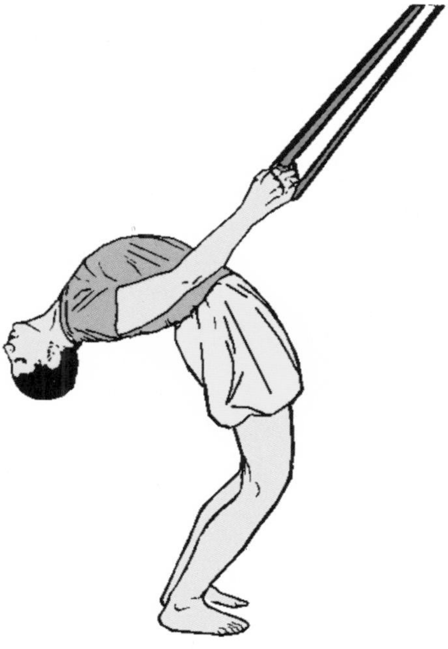

图45.b

第八章

拜日式

(Sūrya Namaskāra)

46 拜日式 (Sūrya Namaskāra)

拜日式包括:

山式;

加强前屈伸展式;

四肢支撑式;

上犬式;

下犬式;

加强前屈伸展式。

学习高级拜日式。这些动作带给人力量,强健手臂、腿、躯干、胸腔、背部以及脊柱肌肉。

按照下列的步骤分成几个部分练习。

a. 从加强前屈伸展式跳到四肢支撑式 (Chaturaṅga Daṇḍāsana) (图46.a.1,图46.a.2,图46.a.3)

- 进入加强前屈伸展式 (图46.a.1) 。抬头,屈膝。
- 现在呼气,双脚向后跳,躯干向下,手掌和脚趾压地支撑。进入四肢支撑式 (图46.a.2) 。
- 现在身体落在地面 (图46.a.3) 。起身,山式站立。

提示 按照这种方式重复练习四肢支撑式能强健手臂和大腿。

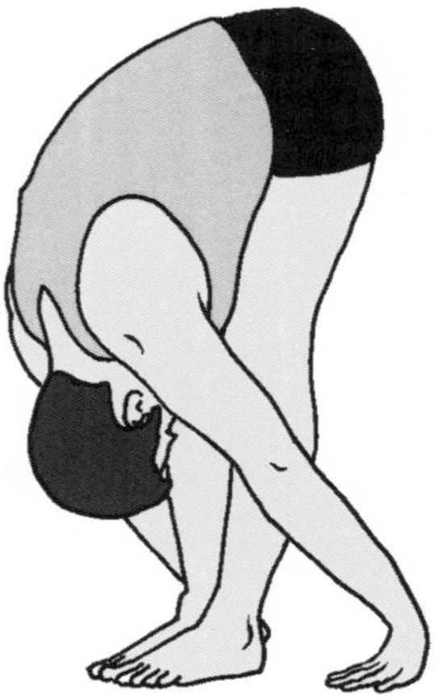

图46.a.1

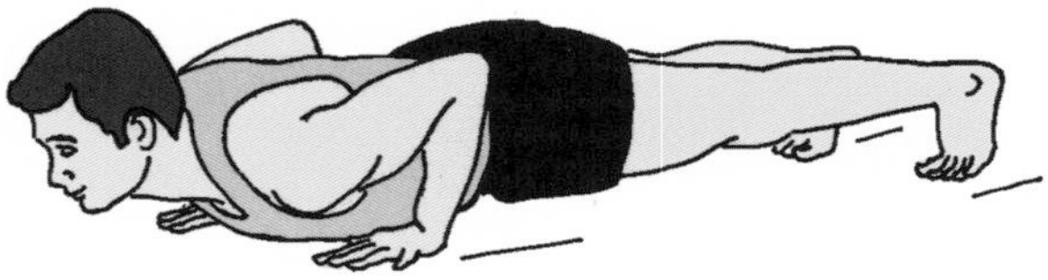

图46.a.2

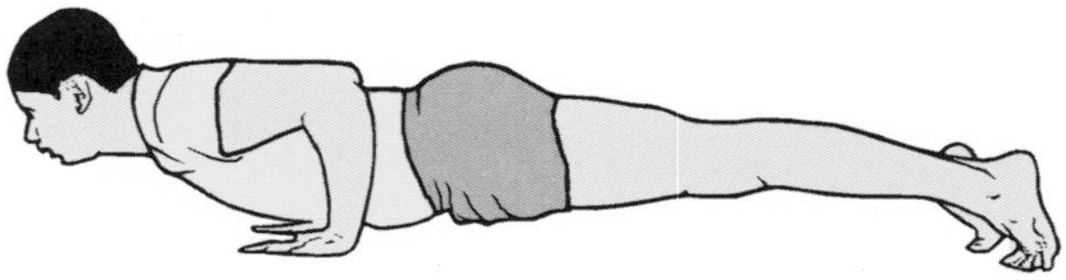

图46.a.3

b. 四肢支撑式到下犬式（图46.a.3——图46.b.1——图46.b.2——图46.b.3）

- 俯卧在地。双掌在胸腔底端两侧撑地。脚趾内勾。呼气并从俯卧姿势进入四肢支撑式。自然呼吸，不要屏息（图46.a.1）。
- 呼气，下压手掌和脚趾，躯干向后推向上提（图46.b.2）。
- 保持双臂和双腿笔直。低头向下。进入下犬式（图46.b.3）。
- 重复这个循环，以达到加强二头肌和三角肌、臀部和大腿的目的。

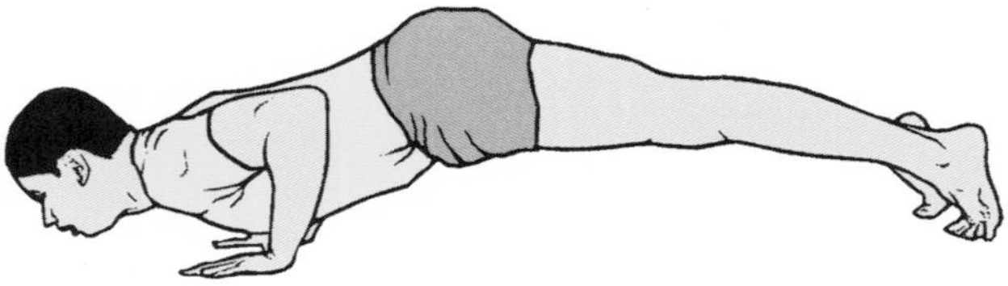

图46.b.1

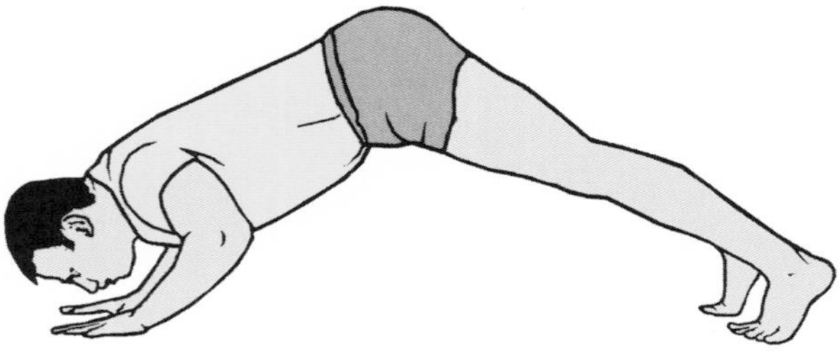

图46.b.2

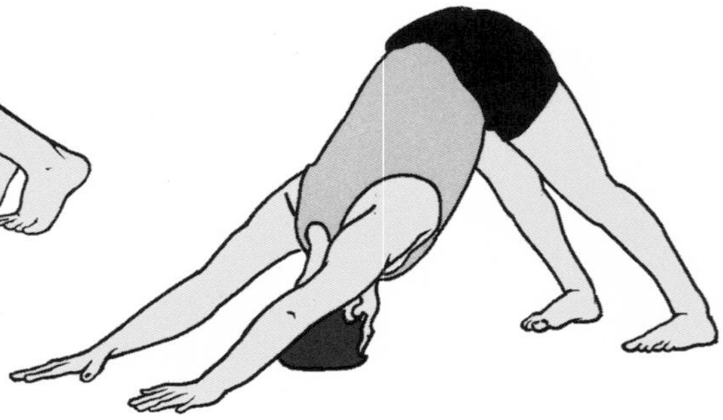

图46.b.3

c. 下犬式到四肢支撑式（Chaturaṅga Daṇḍāsana）（图46.b.3——图46.c.1——图46.c.2）

- 进入下犬式（图46.b.3）。
- 呼气，绕着手臂转动朝着地面放低躯干。屈肘并保持身体平行于地面。进入四肢支撑式（图46.c.1，图46.c.2）。
- 现在你身体的平衡由手掌和脚趾掌控。
- 重复这个循环。
- 通过练习这个体式，背部肌肉将得到加强。

d. 四肢支撑式到上犬式（Ūrdhva Mukha Śvānāsana）再到四肢支撑式

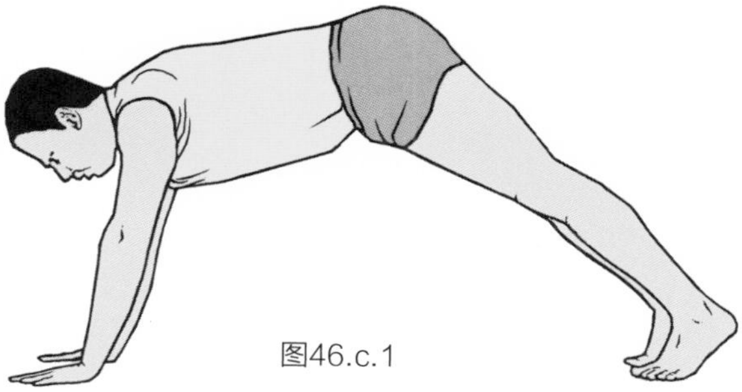

图46.c.1

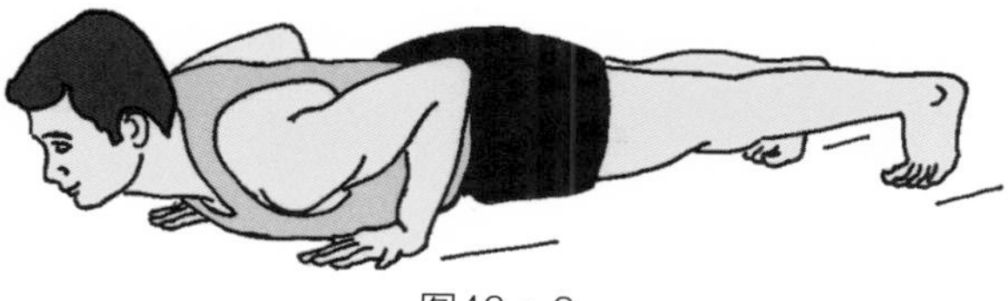

图46.c.2

- 进入四肢支撑式（图46.c.2）。吸气，抬起胸腔，伸直手臂进入上犬式，然后向上看（图46.d.1）。
- 从这里再次进入四肢支撑式。向前看，提起你的臀部。呼气，屈肘朝向地面放低胸腔（图46.d.2，图46.d.3）。

提示　在每个体式中，停留3～5下。在此，所有的动作练习起来要更加迅速连贯。

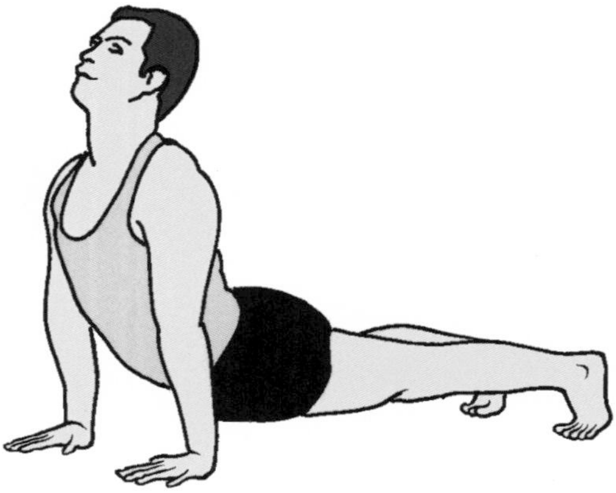

图46.d.1

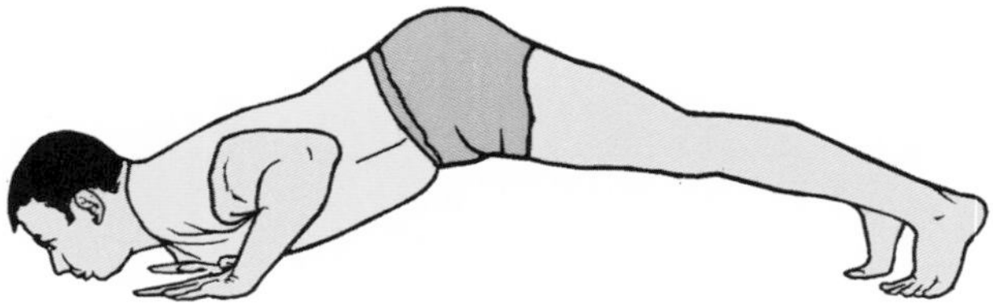

图46.d.2

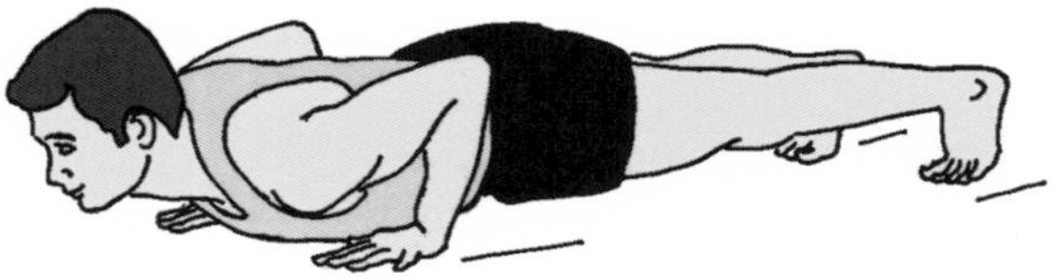

图46.d.3

当你仅用大腿和双臂来保持平衡时，它们会变强壮。你的躯干肌肉和脊柱肌肉将在这个跳跃的动作中得到强化。

e. 拜日式最终版，配以正确的呼吸动作

1. 进入山式。
2. 吸气，呼气，进入加强前屈伸展式。
3. 吸气，呼气，跳入四肢支撑式。
4. 吸气，呼气，进入下犬式。
5. 呼气，做四肢支撑式。
6. 吸气，做上犬式。

7. 呼气，做四肢支撑式。

8. 吸气，做下犬式。

9. 呼气，跳入加强前屈伸展式。

10.吸气，做山式然后呼气。

所以，该体式完整序列应如下所示（图46.e.1到图46.e.11）：

图46.e.1 山式。

图46.e.2. 祈祷式。

图46.e.3. 加强前屈伸展式。

图46.e.4. 四肢支撑式。

图46.e.5. 下犬式。

图46.e.6. 四肢支撑式。

图46.e.7. 上犬式。

图46.e.8. 四肢支撑式。

图46.e.9. 下犬式。

图46.e.10. 加强前屈伸展式。

图46.e.11. 山式。

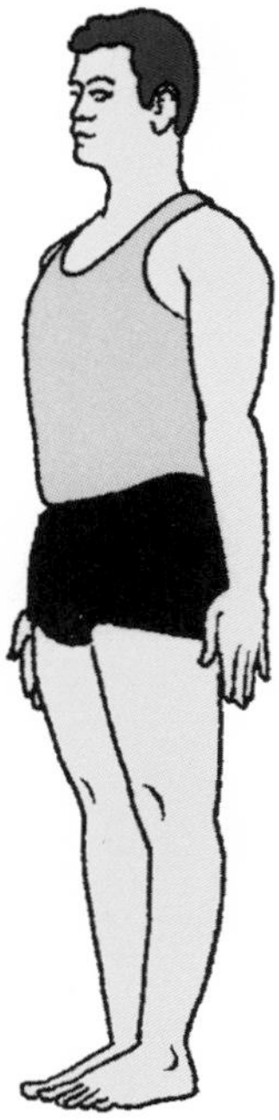

图46.e.1

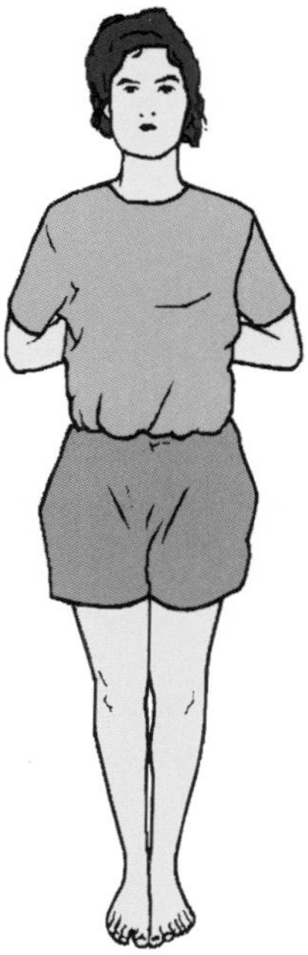

图46.e.2

提示　可以在祈祷式之后加入手臂上举式，也可以在山式（Tadasana）结束前加入手臂上举式。

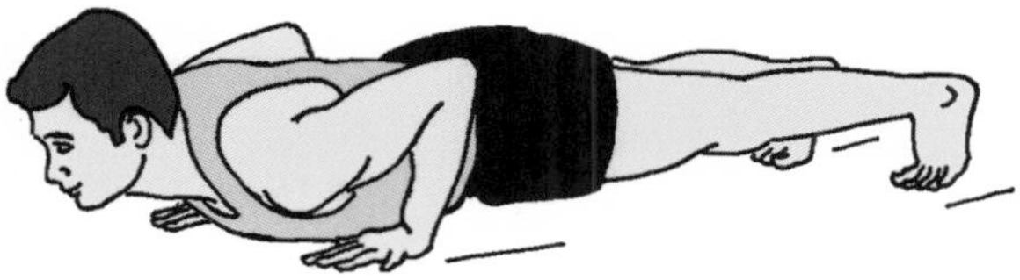

图46.e.4

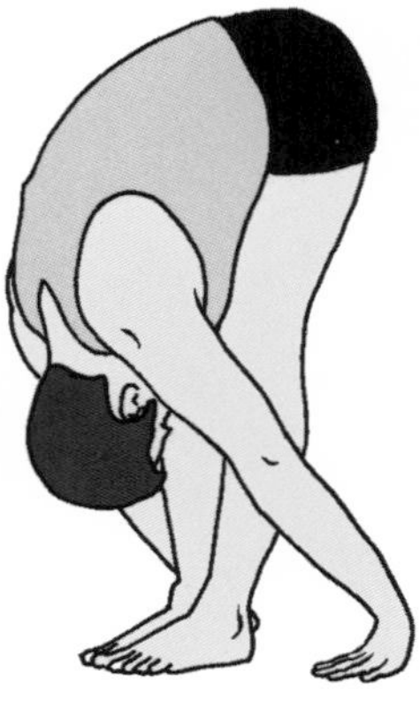

图46.e.3

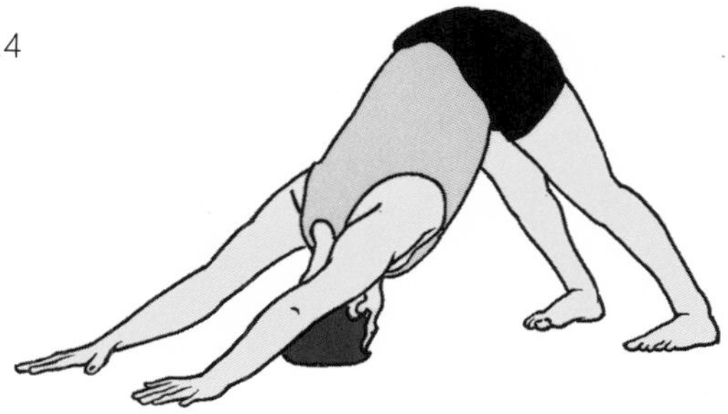

图46.e.5

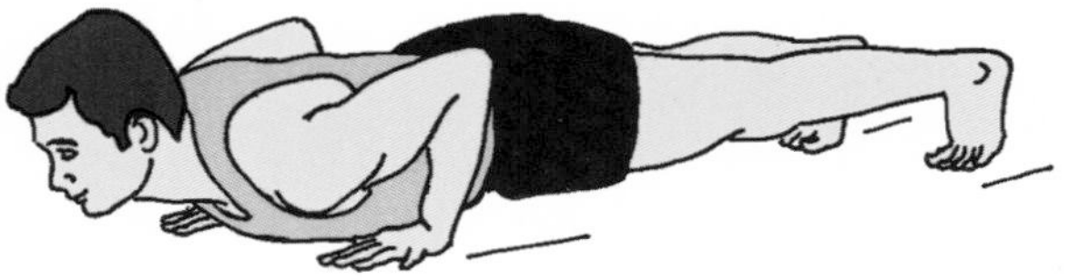

图46.e.6

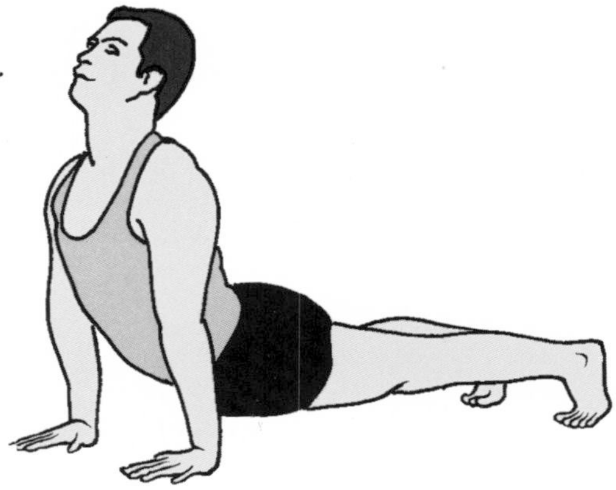

图46.e.7

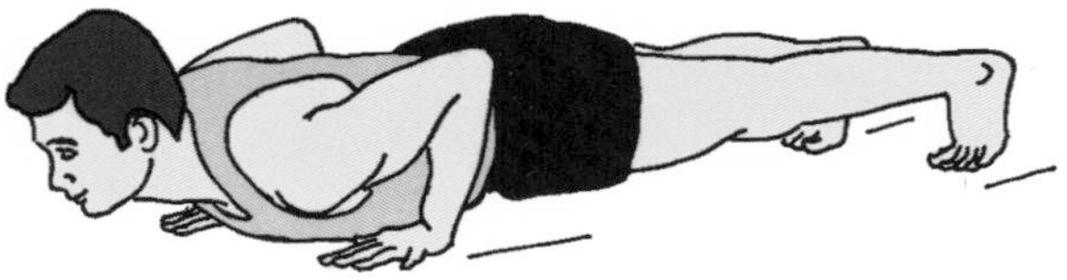

图46.e.8

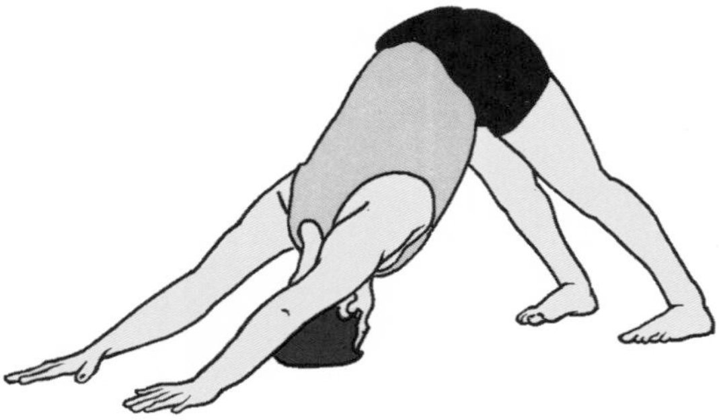

图46.e.9

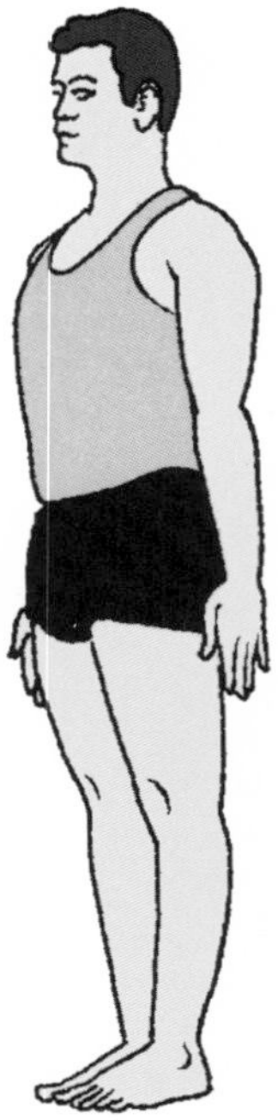

图46.e.11

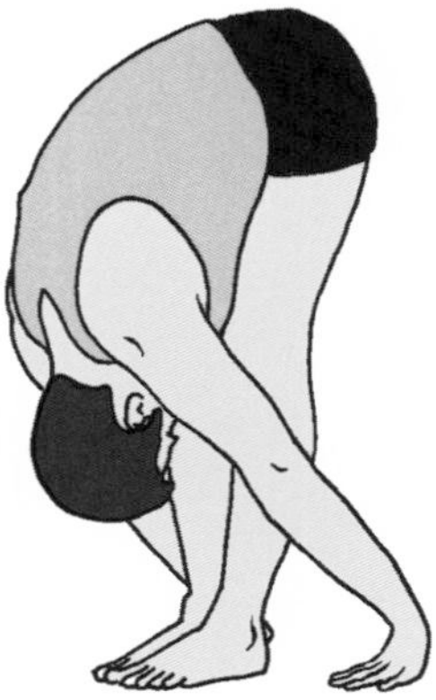

图46.e.10

第九章

修复体式

（Viśrānti Kāraka Sthiti）

47 仰卧简易坐（Sputa Svastikāsana）

- 铺开毯子，以简易坐坐在毯子上。
- 呼气，后倾，手肘着地，手掌压地，背部平躺在地上。
- 手臂越过头，用手放松颈部和后脑勺，然后背部躺在毯子上。
- 沿着躯干两侧放下手臂，朝着躯干方向放松双肩。
- 伸展手臂过头。保持掌心朝天花板（图47.a）。
- 停留在体式中，保持自然呼吸。

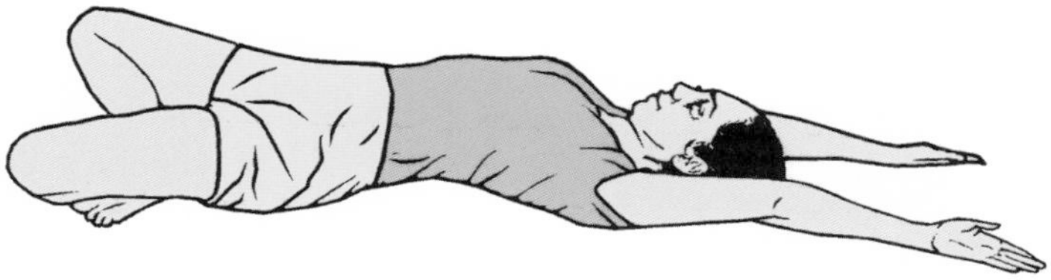

图47.a

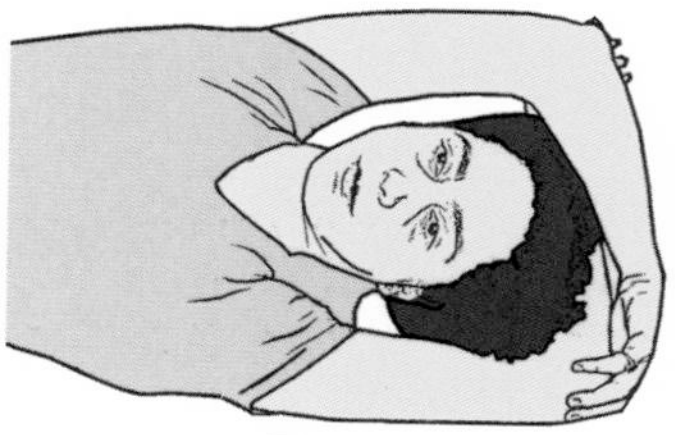

图47.b

学习扩展胸腔。双腿交叉的中心点、肚脐和胸腔的中心要保持在一条线上。

> **提示** 你也可以在头上方交叠手臂（Hasta Baddha），然后交换方向（图47.b）。交换腿交叉的方向再做一次。

48 仰卧束角式（Supta Baddha Koṇāsana）

- 束角式（Baddha koṇāsana）坐立。
- 向后躺下。
- 手臂在躯干两侧展开或伸展过头顶或在头上方交叠。

- 拓宽双膝，放松腹股沟（图48）。
- 尽可能多停留一会儿，然后抬起躯干坐回束角式。

记住：从脚到膝盖伸展小腿，从腹股沟到膝盖展宽大腿。

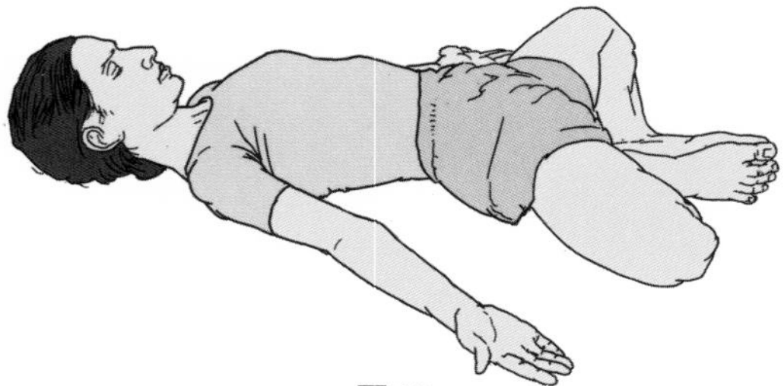

图48

提示

如果双脚打滑：

1. 手臂放到大腿下方去抓住脚踝，并拉双腿。
2. 或者靠墙坐，脚趾碰墙然后躺下。

按照同样的方式，你可以做

49 仰卧半莲花式（Supta Ardha Padmāsana）（图49）

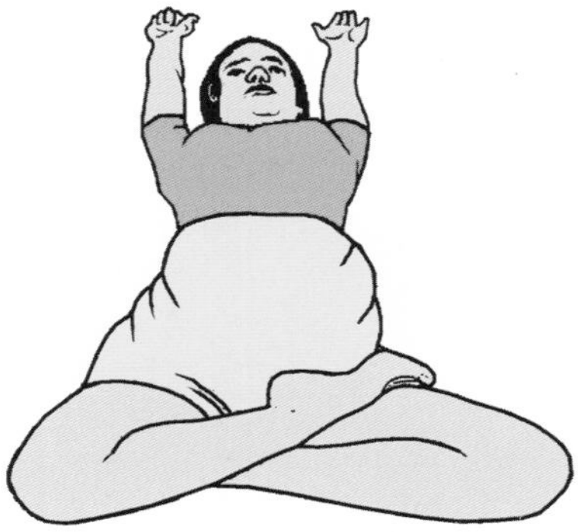

图49

50 仰卧莲花式（Supta Kamalāsana）（图50）

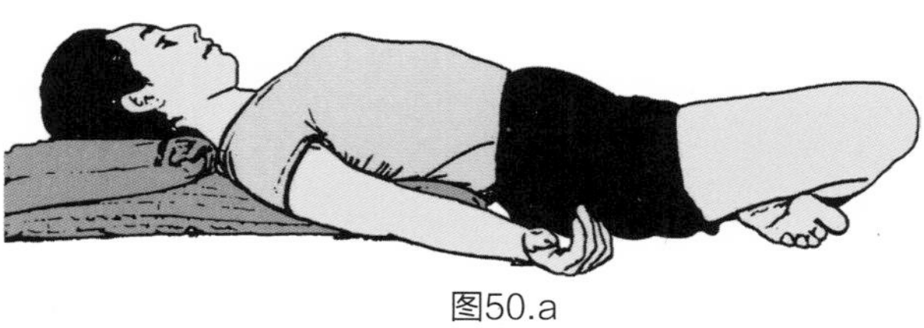

图50.a

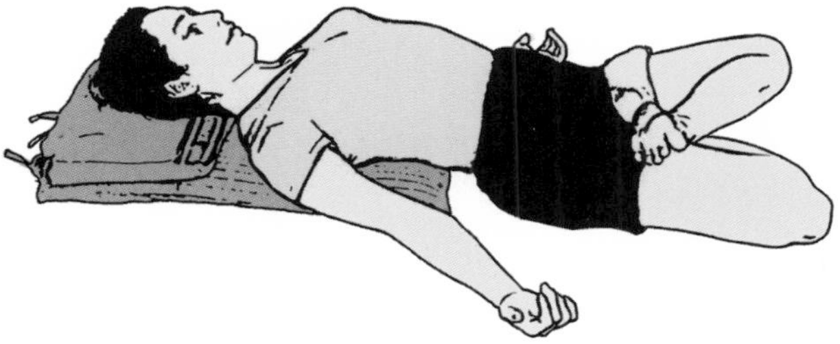

图50.b

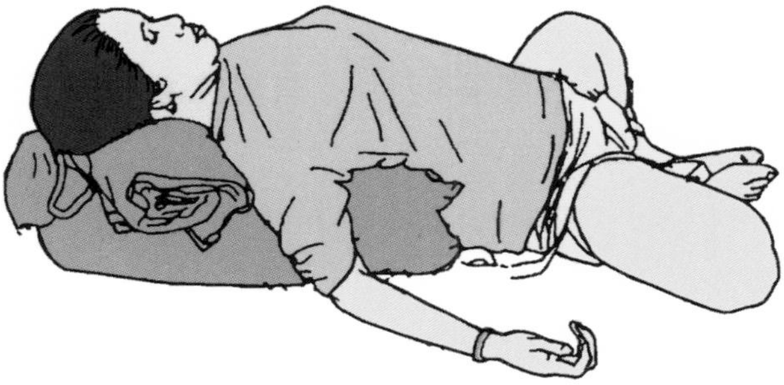

图50.c

提示

如果你无法平躺在地面上：

1. 用一个抱枕或枕头来支撑背部，然后平躺在其上，以一张毛毯支撑头部（图50.a，图50.b，图50.c）；
2. 头部要高于胸腔平面，胸腔高于腹部平面，腹部高于大腿平面；
3. 这样可以缓解双腿和脊柱的紧张和压力。

这些体式有益于胃痛、 肝脏或肾脏虚弱、胃酸过多，有食管裂孔、疝气等练习者，还能帮助哮喘、 呼吸浅薄而疲劳的练习者缓解症状。头在上的仰卧体式有助于练习者去除高血压、头痛、眼睛疲劳、头沉重。帮助月经期间的女性缓解痛经或腹部、腿部痉挛，还有益于月经流量过大和易疲劳的练习者。

51 鱼式（Matsyāsana）（图51）

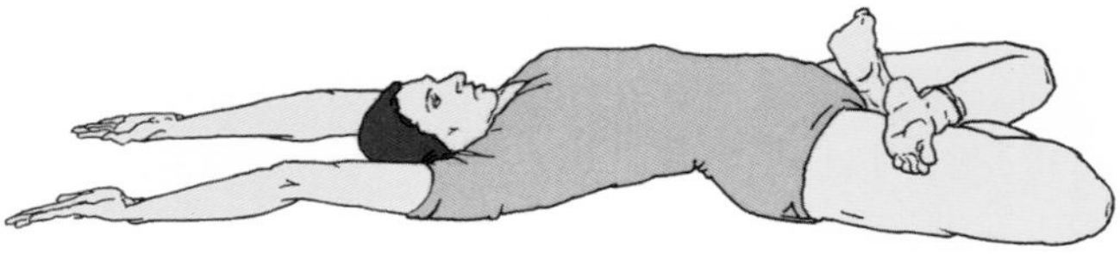

图51

52 支撑倒箭式（Sālamba Viparīta Karaṇi）

准备：取2个抱枕。拿一块折叠的毯子来垫头。旁边放置一个与膝齐高的凳子。

- 将两个抱枕水平叠放。坐在上面。
- 躺在抱枕上，将肩膀、颈部和后脑勺都放落在折叠的毯子上。
- 屈膝，使双膝朝向胸腔。
- 自己或请人把与膝齐高的凳子拉到大腿后面固定住。
- 保持小腿放在凳子上，这样膝盖可以弯屈成直角，小腿与地面平行。
- 向两侧打开并放松双臂。扩展胸腔。小腿保持与凳子面接触。
- 不要上提肩膀。扩展并向后转动肩膀。
- 闭上双眼，保持冷静。呼吸时呼气稍延长，这样可以使腹部朝向脊柱放松。吸气时将胸腔向两侧扩展（图52）。
- 保持这个体式5～10分钟。
- 在心念开始游弋摇摆前解除体式。缓慢地睁开双眼。双腿带向腹部。自己或者请人来把凳子推到一边。双脚落地。把抱枕推向双脚。臀部落地，双腿在抱枕上交叉。在这个姿势中保持一会儿，然后转身向右，起身。

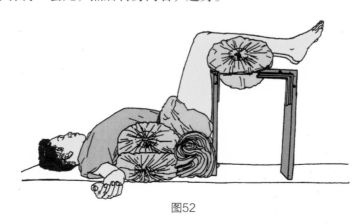

图52

提示

大腿与凳面保持垂直，膝盖到双脚保持与地面平行。可以根据个人的身体状况增高或降低枕头或抱枕。

如果凳子打滑，可以用双手拉动来调整。如果凳子和臀部之间有空间，可以插入一块（尺寸适中的）折叠毯。这可以防止身体和凳子打滑。

学习

学习保持双耳和喉咙的被动和下沉。双眼虽然是闭合的，但要确保其看向胸腔，不要向上转向头部。

身体不得滑向肩膀。肩膀必须稳固地向后朝向抱枕。臀部、髋关节和大腿根部必须稳定。胸部和腹部应在抱枕上形成拱形，与抱枕的背缘吻合。注意力应从头部流向下腹部，同时从双腿流向下腹部，使下腹部成为焦点。如果躯干有滑动或向头部下沉的趋势，就会产生和正确体式相反的效果。头部和胸腔会感到沉重。所以臀部应该要稳固地贴着地面，肩膀向后推向支撑物或地板，这样肩膀就会形成一个阻拦身体滑动的大坝。

大腿朝着臀部安置。换言之，起始于头部（大脑）以及起始于大腿的能量流能够流向腹部、髋部、臀部以及其他生殖器官区域，聚合在腹部，产生势能。在这个倒箭式的变式中，双腿处于放松状态。这个体式有助于缓解腹痛、心脏疾病、哮喘、呼吸障碍等。

在这个体式中，女性可以把双腿交叠成束角式。这有助于减轻月经期间的下腹部疼痛，但在月经期间不宜这样做。

这个体式对治疗肛裂或痔疮也有效。腹泻发作时也可以练习该体式。

53 挺尸式（Śavāsana）

“Sava”这个词的意思是尸体或死尸。它能将极乐的意识引向灵魂。

提示

1. 通常，体式练习结束时要做挺尸式；如果你刚练习完了，那么你可以平躺在垫子上来做挺尸式（图52.a）。
2. 气喘或心脏病患者练习挺尸式要垫高躯干和头部（图52.b）。

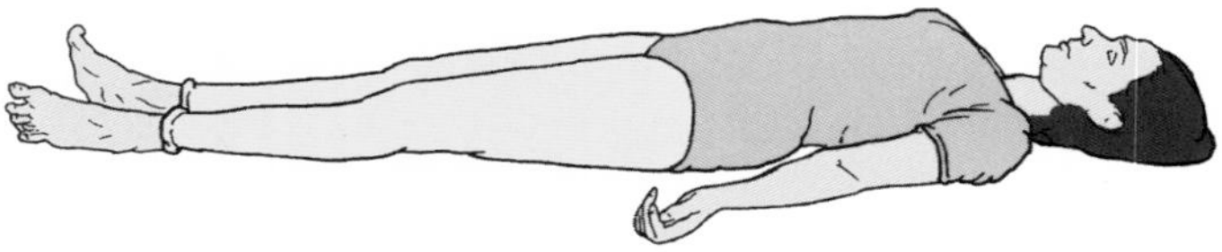

图53.a

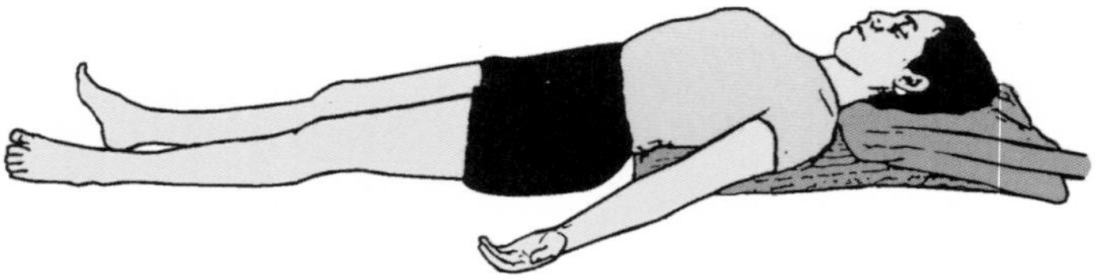

图53.b

在调息法练习之前练习挺尸式，既可以平躺在垫子上，也可以用一张三折毯或一个抱枕来支撑背部。

- 把垫子或毯子平铺在地，让整个身体横竖都可以完全躺下。
- 在垫子上以手杖式坐立。保持脚跟朝向垫子底端。臀部扩展放平。这里的肌肉要向外展。
- 背朝下躺下，脊柱要保持在一条直线上。
- 屈双腿。抬起臀部，用双手向脚的方向延展臀部外侧的皮肤和肌肉，使其延长并远离躯干的其他部分。落下手掌，并把双臂放在躯干两侧。
- 缓慢地逐一伸直双腿。 双腿要伸直、拉长。脊椎不应该缩短，也不能因为腿的动作受干扰。
- 大腿、脚跟、双脚并拢，使双腿从它们的中间线延伸出去。现在，放下双脚。大腿由内往外旋。脚跟会略微分开。让它们保持在这个分开的姿势上。
- 保持会阴中心、肚脐和胸骨中心在一条直线上。
- 由头部的侧面将双手带向后,握住头部背面。伸长颈部并保持后脑勺中心在垫子上。现在面部的中心和胸骨在一条线上。

提示

双手抬起来的时候不要让身体的其他部分移动。不要让头向一侧倾斜，不要把下巴按到喉咙上。

- 现在把手臂放到胸腔两侧。屈肘，手掌朝向肩膀移动。保持肩膀开阔。
- 抬高腋窝胸区域。锁骨上方的皮肤向后向肩膀旋。胸肌应保持开阔。扩展胸腔。胸腔要一直比腹部高。

提示

肩胛骨的底部接触肋腔。
不要提起肩胛骨的顶部。

- 从内往外旋转上臂。保持手掌的中心和肘部中心在一条直线，连着上臂的中线。手臂和躯干侧面之间的夹角约为20° 。
- 朝小指拉长手臂内侧。手腕、手掌和中指指节的中心落在地板上休息。手掌的这种定位能保持能量的平衡和均衡流动。
- 手臂和腿落在地上。不要让肌肉过紧和扭曲。
- 保持头部、喉咙、胸腔、肚脐和耻骨的中心在一条直线上。
- 上眼睑落到下眼睑上，让它们轻轻地触碰。
- 轻轻地将眼睑内缘向深处向鼻子移动。眼睑的外缘朝向耳朵延长。

提示

1. 不要紧闭双眼，这会给眼睛施压。
2. 从上到下松前额并扩展它。
3. 双耳向内，使其保持安静和接纳的状态。

提示

挺尸式中，即使有声波撞击耳膜，也不能变得焦躁不安。学会内收双耳。

- 放松下颚。让舌头无为地在口底休息。
- 眼睛、耳朵、呼吸、舌、大脑、头脑以及思维过程都彼此紧密关联。因此，它们的放松也相互依赖。
- 有意识地放松五种感知器官和五种行动器官。我们要用意识抵达这些区域，才能放松、安抚和平息它们。
- 大脑是智性之所在，而头脑则安放于心脏。始于一处的振动会影响另一处。因此，要用意识努力地让它们放松下来。
- 做深呼吸2～3分钟，呼吸时身体不要摇晃或颤抖，大脑也不要受到干扰。
- 不要收紧肌肉，不能让认知器官激活。一旦被激起，二者都会影响神经系统。
- 头脑必须保持不被干扰。因此，一开始的深呼吸减少了头脑中的恐惧，同时为身体提供必要的氧气储备。

- 放松肌肉，松弛皮肤。皮肤的毛孔会自动缩小，下面的神经纤维得到休息。
- 由于身体放松了，呼吸变得柔和。呼吸从身体深处的核心发出。气息变得柔和。慢慢地且温和地，呼气变得稍微比吸气长。
- 一开始，如果在练习当中睡着了，没有必要恐慌。这是因为神经已经变得安静。换句话说，大脑和神经正要求它们所需要的睡眠。
- 这个体式最初应保持至少5～10分钟。须延长停留时间才能实现挺尸式的有效深度。
- 现在，呼气。睁开双眼。从手肘处弯屈手臂，把手掌放在躯干上。
- 逐一弯屈膝盖；身体转向左并休息1分钟。如有必要，左手可以垫在头下方做枕头。然后转身向右，休息1～2分钟，慢慢起来。

提示

睁开眼后，不要立即起身，这是一种严重的干扰，会给神经系统带来刺激或不必要地激活它，亦会扰乱头脑从挺尸式中获得的平静和中正。

第十章
调息法
(Prāṇāyāma)

Prāṇāyāma 的意思是“调息”。

人的每个呼吸都有四个阶段：

1. 吸气（Pūraka）
2. 内屏息（Antara Kumbhaka）
3. 呼气（Rechaka）
4. 外屏息（Bāhya Kumbhaka）

延伸和扩展气息的这四个阶段，改善和扩大呼吸的时长、空间和质量，这被称为调息法。

调息法中身体的作用

呼吸系统是净化身体、头脑和智性的门户。它是调息法练习的主要依托。

通过练习调息法，我们学习和自己的呼吸、普拉那（Prāṇa，生命能量）、头脑和自我交流互通。

我们的身体在调息法中发挥了举足轻重的作用，同时大脑应处于放松状态。

练习调息法时，特别注意，躯干须稳固，大脑须处于一种接纳的状态，头脑须警觉。调息法从呼吸的调节开始。调节从横膈膜的两侧以及从骨盆区域开始。横膈膜要放松地运动。颈部和面部肌肉也要放松。呼吸时心不能游移不定。当大脑的紧张减少，练习者就可以全神贯注，获得平和与安详。练习者要学习保持大脑跟随身体和呼吸运动。

正如有很多不同的体式，调息法也有很多不同的种类。它们在演变，以满足身体、心理、智性和灵性层面的需求。身体需要放松。头脑需要冷静，需要警觉。智性需要锐利和均衡流动。因此，有一些调息法是身体性的，练习时呼吸要有力。而一些其他的调息法，练习时胸腔要更活跃，呼吸更加深长。还有一些微妙的调息法。这些是鼻调息法，练习时通过手指按压鼻孔来控制气息。它们也被称为数字调息法或手指调息法（āṅguli prāṇāyāma-s）。

练习者应在挺尸式中开始学习调息法。有些非常简易、简单的调息法，可以在挺尸式中练习，诸如乌伽依（Ujjāyi）、间断调息法（Viloma）和蜂式调息法（Bhrāmarī prāṇāyāma-s）。接下来我们就将学习这些调息法的各个阶段。

为什么这些调息法如此重要？

每个人都承受压力、紧张和不安。在我们忙碌的生活时间表中会出现一段危机时间。我们的身体和心理能力有限，所以我们无法完全彻底地投入瑜伽练习之中。家庭责任和工作捆绑着我们，占用了我们相当多的精力，我们需要补充这些损耗的能量。这时，练习上述类型的调息法是最适合不过的了，对于那些寻求心灵平静、安宁、清净与平和的人来说，它们是一剂良药。身体、大脑、心灵、神经和呼吸不再容易被激怒、因而摇摆不定或跌宕不安。

被污染的大气和环境对我们的呼吸系统以及身体和心理健康产生了不良影响。这些调息法是提高我们个人的内部大气环境和自身完整性的最佳方法。

那么，为什么建议初学者在仰卧体式中学习调息法呢？

- 当你在挺尸式中躺下时，首先你可以放松你的身体。
- 在这个体式中很容易使身体，尤其是脊柱稳定下来。脊柱平放在地面上伸展并保持稳固，身体尽可能地展开面向，广阔的内部空间。
- 内部器官不受压，免除压力和紧张。
- 由于身体平躺，不做反重力提升，所以也不会耗散能量，因此身心等可由此得以修复。
- 呼吸顺畅。
- 横膈膜和肋间肌肉的运动能够自由地进行，这样可以使神经系统处于被动状态。
- 练习者可以理解并感知身体的哪一部分应该是活跃的，哪一部分应该是被动的。
- 大脑保持轻松被动，处于接纳状态。
- 平躺有可能控制内在的不安和躁动，同时可以使身体冷静和平静下来。
- 平和的心态是当下生活方式所必须的。在这个体式中，我们在获得平和心态的同时又不损耗生命能量。内在的争斗和心理挣扎也得到平息。
- 皮肤在调息法中起着重要作用。在调息法中，胸腔和腹部的皮肤变得被动、敏感并保持平整。胸腔面上升，而腹部下降。必要时，胸腔和腹部的皮肤能够提供呼吸所需的敏感度，而面部、手和腿的皮肤是柔软和平顺的。

54 乌伽依调息法（Ujjāyī Prāṇāyāma）

“Ud”是向上或上方的意思，“Jaya”是胜利的意思，所以“Ujjāyī”的意思就是征服、成就或拥有至高无上的能力。

在乌伽依调息法中，肺部完全扩张，胸腔也表现得像一个极其强大的征服者一样。

在乌伽依调息法中，我们要熟悉自己的呼吸，对于肺部的功能要敏感。

我们将要在仰卧体式当中学习乌伽依调息法的四个阶段。

乌伽依调息法第一式和第二式，在《艾扬格瑜伽入门教程》中已经介绍过了。

在乌伽依调息法第一式中，吸气和呼气都是正常、柔和而缓慢的。原本无序杂乱的呼吸运动，被调整得富有节律。无论身体的哪个部位感觉紧张，都可以用呼吸去触碰（或感受）它，这样就能消除该部位的紧张。我们的身体是有形而又敏感的。紧张会让身体向外膨胀。通过乌伽依的练习，身体的膨胀逐渐减弱，练习者就会渐渐感受到肌肉皮肤和神经往内收。

在乌伽依调息法第二式中，呼气柔软顺畅，要比平时的呼气深长，但吸气还是和平时的吸气一样。这样练习者才能建立起大脑与身体的连接。从大脑到身体内部，情绪变得平静，神经的波动也可舒缓下来。

在乌伽依调息法第三式中，吸气柔软顺畅，吸气要比平时的吸气更加深长。平静的头脑不应受到抑郁的搅扰。 通常压力大的人容易受到抑郁的困扰。这个调息法练习可以把练习者从这种困境中解救出来，并且让身体充满能量。

在乌伽依调息法第四式中，吸气和呼气都很柔软、顺畅、有节奏，也都比正常的呼吸更为深长。这个调息法把能量之流带到身体的每一个地方、每一个角落。头脑拓宽了创造空间。练习者会意识到空间和时间的概念。

一开始，学习这四个阶段的调息法时，中间要留间隙，做自然呼吸。随着能力的增强，你可以在挺尸式中长时间保持并连贯地把四种乌伽依调息法做完，最后再起来。

提示

在一张平摊的垫子上来做这四种乌伽依调息法（图53.a.）,也可用两张毯子（每张3折）或一个抱枕支撑背部。（图53.b.）

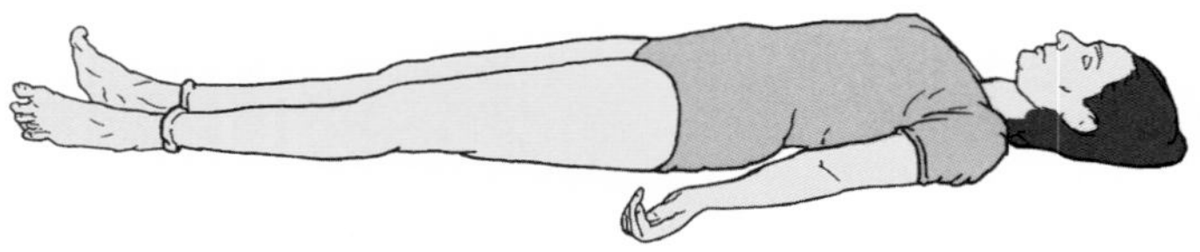

图53.a

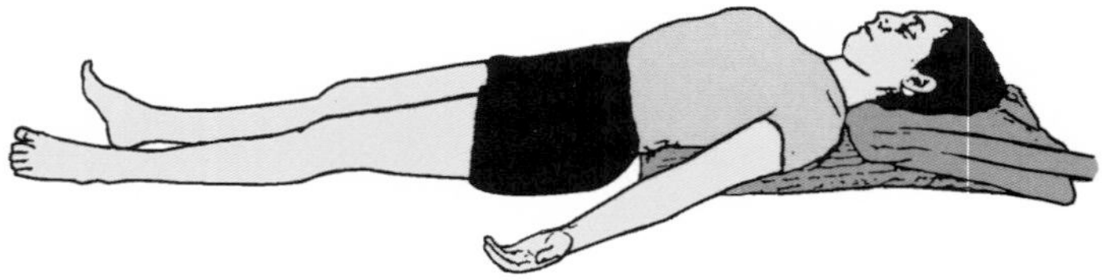

图53.b

a. 乌伽依调息法第一式（Ujjāyī Prāṇāyāma I）

在这个简单的调息法中你可以学会警觉。它可以让我们的呼吸变得均衡、有节奏。

在乌伽依调息法I中，吸气和呼气都是正常的、柔软的、缓慢的。

- 铺开毯子，平躺在其上，做挺尸式，身体要保持在一条直线上（如有必要，使用枕头，垫高躯干和头部。）
- 上提并展开肋腔。闭上双眼。
- 放松面部肌肉。头脑的内在之旅始于此。
- 自然地呼吸。从始至终有意识地观察和感觉呼吸。
- 吸气的时候，均匀地充盈两片肺叶。就像自然呼吸中，胸腔会向上并向外扩张。感受这种扩张。
- 平缓地呼气，均衡地放松横膈膜。
- 呼气的时候，不要给大脑施压，也不要下压大脑。
- 关注呼吸之流，要有连贯性。
- 感受胸腔和肺部。缓慢而又顺畅地呼吸。
- 观察正常的呼吸如何找到它的通道和空间。在这里不限定时间。

提示

1. 在开始调息法练习之前，必须要透彻掌握挺尸式。身体、呼吸和头脑这三个要素，都得平息下来。呼吸有自己的模式：有的像锯齿，有的会跳跃，有的会蹦，有的很空，有的很浅，等等。它总是呈现某种片面性或者囿于某个区域内。上述三要素其实都会相互干扰。大脑中升腾起的想法或记忆会产生更多的干扰。有时呼吸变得被动，几乎察觉不到。它就悄无声息地消失了。要正确地去觉察这些现象，并且正确地将呼吸引流。在乌伽依调息法I当中，练习者的职责就是去感受呼吸，把它带到觉知之光下，让身体保持适宜和正确的形状，这样呼吸的通道才能通畅无阻，同时要保持肌肉、神经和皮肤的清凉、镇定和安静。

2. 学会在平和的状态中释放气息。肺部会自动排空。没有必要为了清空腹部而去按压或者是挤压肺部。腹部不要鼓胀。

- 起初，呼吸循环要重复8～10次。
- 在不做反应的情况下，留意呼吸速度、收缩——扩张过程、气息的流动和身体状况的变化。
- 保持挺尸式5分钟。转身向右，清晰地回忆所有挺尸式的指令。

在这个乌伽依调息法第一式当中，肺部因为缓慢、柔和的呼吸而变得柔软，头脑也随之变得像黄油一样柔软。因此，头脑的僵硬就消除了。

b. 乌伽依调息法第二式（Ujjāyī Prāṇāyāma II）

在乌伽依调息法第二式中，呼气柔软顺畅，要比平时的呼气深长，吸气还是和平时的吸气一样。学习呼气的艺术。

- 如上所述躺卧。
- 上提并展开肋腔。闭上双眼。双眼保持被动和接纳的状态。向内看。
- 放松面部肌肉，双耳内部保持被动和接纳的状态。
- 自然地吸气。
- 观察呼气的开始。
- 缓慢、深长、稳定地呼气，直到肺部被排空，胸腔平定。
- 这是一个循环。做8～10个循环。然后，做挺尸式。
- 这个练习能舒缓神经和平静大脑。

c. 乌伽依调息法第三式（Ujjāyī Prāṇāyāma Ⅲ）

在这个阶段中，吸气柔软顺畅，吸气要比平时的吸气更加深长。

- 如上所述躺卧。
- 上提并展开肋腔。闭上双眼。双眼保持被动和接纳的状态。向内看。
- 放松面部肌肉，双耳内部保持被动和接纳的状态。
- 观察吸气的开始。
- 注意释放气息后横膈膜的状态。
- 通过扩展你的头脑去扩张胸腔、展开横膈膜。
- 底肋（浮肋）的边缘不要直接触碰到横膈膜。这样，它们会在胸腔下方形成一个美丽的圆弧。
- 在释放气息之前先稳定横膈膜。释放气息时不收缩横膈膜。
- 至此结束了一个循环。做8～10个循环。然后放松。

提示　全神贯注地聆听呼吸的声音，保持呼吸的节奏。

d. 乌伽依调息法第四式（Ujjāyī Prāṇāyāma Ⅳ）

在这种调息法中，可以探索在专注（dhāraṇā）和冥想（dhyāna）中达到自我实现所需的道路。在乌伽依调息法第四式中，全神贯注于吸气和呼气的延展性和精度之上。审慎地控制自己的行为，并专注于其上。这会极大地增加呼吸的容量。

- 挺尸式躺下。
- 做一段时间乌伽依调息法第一式。观察气息的运动、时间和速度。
- 呼气：释放气息。向脊柱释放腹部。
- 按照下面的指导开始吸气。标记吸气的起始点。
- 沉降腹部，落向脊柱。通过扩大浮肋从肚脐两侧开始吸气。这样，你可以控制横膈膜边缘的肌肉。
- 在呼吸过程中，胸腔应该从底肋往上肋提升，同时从中心向两侧扩张。提起胸腔远离横膈膜。这会在胸腔产生稳固的感觉。保持大脑安静，但要警觉。
- 按下述方法开始呼气：

• 呼气时，不要突然松掉胸腔底部和横膈膜，要让它们保持着提升和扩展。胸腔会慢慢放松下来。这是一个完整的循环。

• 由于这个循环很长，如果你不能够立即重复，可以先做3或4个正常的呼吸——如乌伽依第一式所示。

• 按这种方式，完成8～10个循环。然后放松。

在乌伽依调息法第四式中，胸腔和腹部的动作一定要到位，这样呼吸才能变得更加纯净。有的循环的时间可能比较长，而有的循环强度可能要小一些。但无论是哪种循环，练习者都要保持清醒：要知道吸气从哪里开始，它是如何延长的又是怎样结束的。要留心并去体验这些点。从某种意义上来说，这是调息法的基础或根基。

乌伽依调息法是治疗哮喘、心脏疾病、胃酸、大脑疲劳和工作负荷过大的最佳良药。乌伽依调息法使身体平静，恢复神经活力，提神醒脑。

55 间断调息法（Viloma Prāṇāyāma）

“Vi”表示否定，“loma”是头发的意思。Viloma的意思是逆着头发，或者说是逆着事物的自然秩序。在间断调息法中，吸气或呼气被几次暂停中断。

间断调息法既可以在坐姿，也可以在挺尸式中完成。

它有三个变式。

1. 吸气中断，呼气深长（Abhyantara Viloma prāṇāyāma）
2. 深长吸气，呼气中断（Bāhya Viloma prāṇāyāma）
3. 吸气和呼气都中断（Bāhyābhyantara Viloma prāṇāyāma）

在此，先学习挺尸式中的前两个变式。可以使用抱枕来支撑背部或者像前面挺尸式中提到的那样来支撑。

间断调息法第Ⅰ阶段：

这个调息法中的呼吸循环如下：吸气——停顿，吸气——停顿，吸气——停顿，完全呼气。

• 如乌伽依调息法第一式中讲解的，躺卧在挺尸式中。

- 做几轮正常呼吸。
- 间断地吸气。

提示　通过两个鼻孔吸气，感觉气息触碰鼻腔外膜。

- 呼气，排空肺部。
- 吸气两秒钟——屏息两秒钟——再次吸气两秒钟——屏息两秒钟，然后继续这样重复，直到肺部充盈。感觉你的注意力好像从肚脐攀爬到胸腔边缘。
- 现在慢慢呼气，直到肺部像在乌伽依调息法第一式中那样被排空。
- 这样就完成了一个循环。
- 练习3～4次正常呼吸循环，再练习一轮间断调息法第一式。
- 做6～8个循环。

学习

第一次的两秒吸气以后，胸腔扩张，横膈膜仍保持稳固。

屏息时不要放松胸腔、横膈膜和胸骨。

屏息时不要使大脑膨胀，也不要引起大脑的紧张。

屏息时不要鼓张腹部。

间断调息法第二阶段：

这个调息法的呼吸循环如下，完全吸气和呼气——屏息，呼气——屏息，呼气——屏息等等。

- 如乌伽依调息法第一式所示，躺卧在挺尸式中。
- 做几个正常的呼吸循环。
- 呼气，放松胸腔。
- 缓慢、持续、深长且有节奏地吸气。
- 完全吸入后，呼气两秒钟，停顿两秒钟，再呼气两秒钟，停顿两秒钟。继续以这种方式练习，直到肺部被排空。

这样就完成了一个循环。

- 做3～4个正常的呼吸循环，再进行一轮间断调息法第二式。

• 做6～8个循环。

请记住：

1. 吸气后不要仰头也不要让大脑膨胀。
2. 保持胸骨向上。
3. 保持横膈膜稳固，这样你不会突然地呼气。
4. 每一次屏息，胸腔都很稳定，它既不扩张也不收缩。
5. 完成呼气后，放松头部、胸腔和横膈膜，然后再吸气。

这两种调息法给头脑带来平衡。第Ⅰ阶段有助于低血压、低能量或抑郁症练习者，第Ⅱ阶段能帮助缓解高血压和紧张。在正常状态下，这两种调息法都很有裨益。它们能改善呼吸短浅，治疗哮喘、糖尿病等。

56 蜂式调息法（Bhrāmarī Prāṇāyāma）

Bhramara是黑色的大黄蜂。在这个调息法中，呼气时会发出柔软的嗡嗡声，就像大黄蜂的声音。呼气的气息声能很好地舒缓大脑和神经。副交感神经和外周神经系统在这个调息法中得到了放松。起初，可以在挺尸式中练习这个调息法。

• 背部支撑躺卧或平躺在挺尸式中。
• 做几个乌伽依调息法第一式循环。
• 呼气，缓慢吸气。注意力放在喉咙，因为喉头会发出嗡嗡声。
• 这样就是一个循环。做一个蜂式调息法循环，再做几次正常呼吸循环，然后再做下一个蜂式循环。

这个调息法是对咽和喉的一种训练。从鼻腔到喉咙部位，练习者可以刺激不同区域进而发出低、中、高不同振动频率的嗡嗡声。这声音可以响亮，也可以柔软、温和。大脑受干扰时，响亮的声音带给头脑专注的状态，柔软的声音可以让头脑变得宁静，温和的声音使头

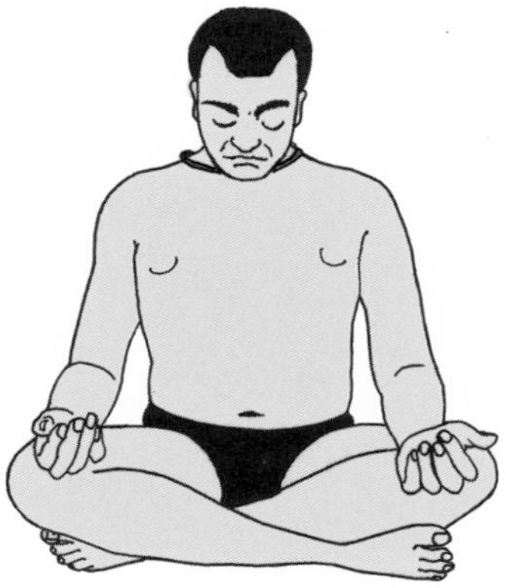
图56

脑深入内心深处的洞穴去接触灵魂。它使周围神经系统安静下来，让大脑以及皮肤变得清凉。

在乌伽依调息法第五式巩固之后，你也可以在坐姿中做同样的练习。

57 乌伽依调息法第五式（Ujjāyī Prāṇāyāma V）

- 以简易坐或英雄坐坐在毯子上。保持手掌在髋两侧。
- 提起脊柱，保持脊柱直立并从臀部到颈部垂直于地面。保持脊柱结实稳定。
- 上提躯干，保持双膝在同一条直线上。
- 低头朝向躯干。提起胸腔的内框下沉的下巴。这个锁下巴的动作就是收颔收束法（Jālandhara bandha）。不要为了锁下巴去强迫头部和颈部工作。它应该是逐渐发生的。
- 在不干扰躯干的情况下抬起手掌，双手落在大腿上。
- 闭上双眼，牵引双眼向内。保持双耳向内收，这样它们才不会被外界的声音干扰。
- 上提并扩展肋腔和肋间肌。闭上双眼。
- 放松面部肌肉，这样就会开启头脑向内的旅程。
- 自然地呼吸。自始至终，有意识地观察和感觉呼吸。
- 吸气时，感受胸腔的提升。保持胸骨上提，保持胸腔中心稳固。同时均衡地上提胸腔两侧。感受胸腔向上和向外的扩张。
- 缓慢地向外呼气，这样胸腔不会突然沉降。两侧均匀地松开。
- 呼气时，大脑不要紧绷，不要向下按压也不要挤压大脑。
- 注意气息的流动性和呼吸的连续性。
- 感觉胸腔和肺部。缓慢而顺畅地呼吸。
- 始终观察气息的流动。
- 做8～10个循环。然后抬头。缓缓地睁开双眼，解除双腿动作，躺下，在挺尸式中休息。

学习

从底部到顶端上提胸腔，方法如下：

1. 保持坐骨被抱枕或几块折叠的毯子垫高。
2. 保持手掌杯状在臀部两侧撑地。这个支撑可以上提脊柱。
3. 用手掌抓握膝盖，就好像大腿要插进骨槽一样。
4. 保持掌心向下，这样可以放松手臂和颈部。

提示

1. 随着练习的深入，可以把手背落在大腿上。
2. 手掌十指要保持放松。
3. 如果无法上提脊柱，就靠着墙坐。
4. 每一次乌伽依练习之后都可以正常地呼吸，因为练习每一口呼吸都焕然一新。练习者不会变得激进。也不会亢奋。

练习方法

在转向这本《艾扬格瑜伽进阶教程》前，练习者须全面深入地学习《艾扬格瑜伽入门教程》，因为后者是前者的基础。

这章是针对练习给出的指导，依此指导，练习者就会了解如何进行自我练习、如何形成练习序列。类似的体式序列也可参考《瑜伽之光》和《艾扬格女性瑜伽》。

站立体式是基础或者说是根基，因此，练习者要从站立体式练起，这样才能加强脊柱。

站立体式、坐立体式和前伸展体式归为一组。另一组是腹部体式、扭转体式和拜日式。还有一组由后弯体式、倒立体式和修复体式组成。当练习者感觉极度疲劳困乏的时候，只有倒立和修复体式才是有益的。在孕期中，始终都要避免练习复杂的体式，比如腹部练习和压迫腹部的扭转等。但是，站立体式、坐立体式、凹背的前伸展体式（避免练习脸朝下体式——俯卧后弯体式）和倒立体式却是有益于孕期练习者的。

在练习期间，即便是只专注练习某一组体式也会产生效果，比如，练习站立中的扭转（parivṛtta kriyā）、倒立（viparīta）、前屈中的侧向（pārśva）动作，以及在《艾扬格瑜伽入门教程》和这本《艾扬格瑜伽进阶教程》中都提到过的脊柱的水平扭转。或者，练习者也可以细致地练习所有站立体式，这样就会收获精准效果。夏天，可以练习仰卧和前伸展体式。冬天，练习站立、后弯和倒立体式也大有裨益。

月经期间一直到月经流量结束，应练习仰卧体式、坐立前伸展体式、倒手杖式和桥式肩倒立，后两个体式可以看作倒立体式。然而，要避免练习站立体式、倒立体式、腹部收缩体式和后弯体式。 具体来说，在避免练习或者挑出去的体式组中，三角伸展式、半月式或站立前伸展体式如加强前屈伸展式、加强侧伸展式、双角式、卧手抓脚趾伸展式II、墙绳I&II（眼镜蛇式，后仰支架式）对练习者是有益的，但练习者要能判断自己的能量、体力和能力才能进行练习。一意孤行想当然地去练习没有好处，特别是有经期问题或者生殖系统器官有并发症的练习者更要谨慎。最好严格遵照上述指导练习。

每天规律练习这本书中的调息法以及入门课程中简要介绍的调息法，也是有益的，这些练习是福音和恩惠。调息法可以在完成体式练习之后再来练习，也可以在每天的清晨和傍晚单独练习。

以下是为练习者编制的体式清单，从中练习者可以了解应该要练些什么。可以从哪几个体式组当中选择性地进行练习，谨慎思考，根据自己的能力和时间来拆分和制定练习序列。

练习过度和练习不足都不足取。

指导手册

这个指导手册旨在让学生记忆和练习各个体式。

前三个月，按照入门教程中的大纲来练习。

体式序列如下——

站立体式
第1组
《艾扬格瑜伽入门教程》中的所有站立体式。
第2组
• 加强侧伸展式（Pārśvottānāsana）
• 双角式（Prasārita Pādottānāsana）
• 加强前屈伸展式（Uttānāsana）
• 单腿站立伸展式（Utthita Hasta Pādāṅguṣṭhāsana）
• 下犬式（Adho Mukha Śvānāsana）
• 手握脚踝前屈伸展式（Pāda Gulphāsana）
• 手置脚底前屈伸展式（Pāda Hastāsana）
• 加强侧伸展式（牛面式手印）（Pārśvottānāsana with Utthita Gomukhāsana）
• 双角式（Prasārita Pādottānāsana Ⅱ）
• 单腿脊柱前屈伸展式（Ūrdhva Prasārita Eka Pādāsana）
第3组
• 山式（Samasthitī）
• 手臂上举式（Ūrdhva Hastāsana）
• 上举手指交扣式（Ūrdhva Baddhāṅgulyāsana）
• 祈祷式（Namaskārāsana）
• 牛面式（Gomukhāsana）
• 反转祈祷式（Paśchima Namaskārāsana）

• 树式（Vṛkṣāsana）
• 幻椅式（Utkaṭāsana）
• 鸟王式（Garuḍāsana）
第4组
• 山式（Samasthitī）
• 祈祷式（Namaskārāsana）
• 牛面式（Gomukhāsana）
• 反转祈祷式（Paśchima Namaskārāsana）
• 幻椅式（Utkaṭāsana）
• 三角伸展式（Utthita Trikoṇāsana）
• 侧角伸展式（Utthita Pārśvakoṇāsana）
• 战士第一、二式（Vīrabhadrāsana Ⅰ, Ⅱ）
• 站立飞机式（Vimanāsana）
• 树式（Vṛkṣāsana）
• 半月式（Ardha Candrāsana）
• 战士第三式（Vīrabhadrāsana Ⅲ）
• 单腿站立伸展式（Utthita Hasta Pādāṅguṣṭhāsana）
• 侧单腿站立伸展式（Pārśva Hasta Pādāṅguṣṭhāsana）
• 扭转单腿站立伸展式（Parivṛtta Hasta Pādāṅguṣṭhāsana）
• 扭转半月式（Parivṛtta Ardha Candrāsana）
第5组
可以从站立体式中挑选那些难度大的平衡、水平扭转或脊柱前伸展等体式来练习。
坐立体式
• 手杖式（Daṇḍāsana）
• 坐角式（Upaviṣṭa Koṇāsana）
• 束角式（Baddha Koṇāsana）

• 简易坐（Svastikāsana ）
• 简易坐山式（Parvatāsana in Svastikāsana）
• 英雄坐（Vīrāsana）
• 英雄坐山式（Parvatāsana in Vīrāsana）
• 牛面式（Gomukhāsana）
• 至善坐（Siddhāsana）
• 半莲花式（Ardha Padmāsana）
• 卡玛拉式（Kamalāsana）
• 莲花式（Padmāsana）
• 坐山式（Parvatāsana）

提示　从《艾扬格瑜伽入门教程》和《艾扬格瑜伽进阶教程》中学习坐立前伸展和坐立扭转体式。这类局部练习也是必不可少的。

前伸展体式
• 手杖式（Daṇḍāsana）
• 手杖式上举手臂（Ūrdhva Hastā Daṇḍāsana）
• 手杖式手抓大脚趾（Pādāṅguṣṭha Daṇḍāsana）
• 侧手杖式（Pārśva Daṇḍāsana）
• 加强背部伸展式（Paścimottānāsana）
• 面朝下的侧坐角式（Adho Mukha Pārśva Upaviṣṭa Koṇāsana）
• 坐角式（Upaviṣṭa Koṇāsana）
• 单腿头碰膝式（Jānu Śīrṣāsana）
• 手臂上举单腿头碰膝式（Ūrdhva Hastā Jānu Śīrṣāsana）
• 侧单腿头碰膝式（Pārśva Jānu Śīrṣāsana）
• 手抓脚趾单腿头碰膝式（Pādāṅguṣṭha Jānu Śīrṣāsana）

• 单腿头碰膝式（Jānu Śīrṣāsana）
• 半英雄面碰膝加强背部伸展式（Triaṅga Mukhaikapāda Paścimottānāsana）
• 手臂上举半英雄面碰膝加强背部伸展式（Ūrdhva Hastā Triaṅga Mukhaikapāda Paścimottānāsana）
• 半英雄面碰膝加强背部侧伸展式（Tryaṅga Mukhaikapāda Paścimottānāsana）
• 手抓脚趾半英雄面碰膝加强背部伸展式（Pādāṅguṣṭha Triaṅga Mukhaikapāda Paścimottānāsana）
• 半莲花手抓脚加强背部伸展式（Ardha Baddha Padma Paścimottānāsana）
• 圣哲玛里奇第一式（Marichyāsana Ⅰ）
• 花环式（Mālāsana）
扭转体式
• 椅子上的巴拉瓦加式（Bharadvājāsana on chair）
• 伸展玛里奇式（Utthita Marichyāsana）
• 巴拉瓦加第一、二式（Bharadvājāsana Ⅰ, Ⅱ）
• 圣哲玛里奇第三式（Marichyāsana Ⅲ）
• 半鱼王式第一（Ardha Matsyendrāsana Ⅰ）
倒立体式
• 支撑头倒立（Sālamba Śīrṣāsana Ⅰ）
• 侧头倒立（Pārśva Śīrṣāsana）
• 单腿头倒立（Eka Pāda Śīrṣāsana）
• 侧单腿头倒立（Pārśvaika Pāda Śīrṣāsana）
• 手倒立式（Adho Mukha Vṛkṣāsana）
• 孔雀起舞式（Piñcha Mayūrāsana）
• 双脚内收直棍式（椅子上的）（Dwi Pāda Viparīta Daṇḍāsana on a chair）
• 支撑肩倒立（Sālamba Sarvāṅgāsana）
• 单腿肩倒立（Eka Pāda Sarvāṅgāsana）
• 侧单腿肩倒立（Pārśvaika Pāda Sarvāṅgāsana）

• 犁式（Halāsana）
• 膝碰耳犁式（Karṇapīdāsana）
• 仰卧束角式（Supta Koṇāsana）
• 侧犁式（Pārśva Halāsana）
• 桥式肩倒立（Setu Bandha Sarvāṅgāsana）
腹部收缩体式
• 仰卧上伸腿式（Ūrdhva Prasārita Pādāsana）
• 完全船式（Paripūrṇa Navāsana）
• 半船式（Ardha Nāvāsana）
• 仰卧手抓脚趾伸展式（Supta Pādāṅguṣṭhāsana Ⅰ, Ⅱ）
后弯体式
• 上犬式（Ūrdhva Mukha Śvānāsana）
• 弓式（Dhanurāsana）
• 蝗虫式（Śalabhāsana）
• 骆驼式（Uṣṭrāsana）
• 墙绳第一——眼镜蛇式（Rope Ⅰ — Bhujaṅgāsana）
• 墙绳第二——后仰支架式（Rope Ⅱ — Pūrvottānāsana）
• 椅子上的双脚内收直棍式（Dwi Pāda Viparīta Daṇḍāsana on a chair）
• 上弓式（Ūrdhva Dhanurāsana）
• 手肘靠墙的双脚内收直棍式（Dwi Pāda Viparīta Daṇḍāsana (elbows to wall)）
拜日式
• 四肢支撑式 ——加强前屈伸展式（Chaturaṅga Daṇḍāsana — Uttānāsana）
• 四肢支撑式——下犬式（Chaturaṅga Daṇḍāsana — Adhomukha Śvānāsana）
• 下犬式——四肢支撑式（Adhomukha Śvānāsana — Chaturaṅga Daṇḍāsana）
• 四肢支撑式——上犬式——四肢支撑式（Chaturaṅga Daṇḍāsana — Ūrdhva Mukha Śvānāsana — Chaturaṅga Daṇḍāsana）

• 祈祷式——加强前屈伸展式——四肢支撑式——下犬式——四肢支撑式——上犬式——四肢支撑式——下犬式——加强前屈伸展式——山式（Namaskārāsana — Uttānāsana — Chaturaṅga Daṇḍāsana — Adhomukha Śvānāsana — Chaturaṅga Daṇḍāsana — Ūrdhva Mukha Śvānāsana — Chaturaṅga Daṇḍāsana — Adhomukha Śvānāsana — Uttānāsana — Taḍāsana）
• 如前文所示，可以把手臂上举式（Urdhva Hastāsana）加进去
修复体式
• 仰卧盘腿坐（Sputa Svastikāsana）
• 仰卧束角式（Supta Baddha Koṇāsana）
• 仰卧英雄式（Supta Vīrāsana）
• 仰卧半莲花式（Supta Ardha Padmāsana）
• 仰卧莲花式（Supta Kamalāsana）
• 鱼式（Matsyāsana）
• 桥式肩倒立（Setu Bandha Sarvāṅgāsana）
• 倒箭式（Viparīta Karaṇi）
• 挺尸式（Śavāsana）

提示　下列倒立体式能有效驱除疲劳，让人精神焕发。

1. 椅子上的肩倒立（Chair Sarvāṅgāsana）
2. 半犁式（Ardha Halāsana）
3. 椅子上的倒手杖式（Chair Viparīta Daṇḍāsana）
4. 桥式肩倒立（Setubandha Sarvāṅgāsana）
5. 倒箭式（Viparīta Karaṇi）
调息法
• 挺尸式（Śavāsana）

• 乌伽依调息法第一至第四式（Ujjāyī Prāṇāyāma Ⅰ, Ⅱ, Ⅲ, Ⅳ）
• 间断调息法第一、二式（Viloma Ⅰ, Ⅱ）
• 蜂式调息法（Bhrāmarī Prāṇāyāma）
• 乌伽依调息法第五式（Ujjāyī Prāṇāyāma V）

图书在版编目（CIP）数据

艾扬格瑜伽进阶教程/（印）吉塔·S.艾扬格著；付静，李珊珊，华代娟译. — 杭州：浙江大学出版社，2017.5（2025.5重印）

书名原文：YOGA IN ACTION-INTERMEDIATE COURSE 1

ISBN 978-7-308-16686-7

Ⅰ. ①艾… Ⅱ. ①吉… ②付… ③李… ④华… Ⅲ. ①瑜伽—教材 Ⅳ. ①R793.51

中国版本图书馆CIP数据核字（2017）第031266号

艾扬格瑜伽进阶教程

吉塔·S.艾扬格（Geeta S. Iyengar） 著

责任编辑 王雨吟
封面设计 徐筱逸
出版发行 浙江大学出版社
（杭州市天目山路148号 邮政编码 310007）
（网址：http://www.zjupress.com）
排　　版 杭州林智广告有限公司
印　　刷 绍兴市越生彩印有限公司
开　　本 787mm×1092mm 1/16
印　　张 9
字　　数 160千
版 印 次 2017年5月第1版 2025年5月第13次印刷
书　　号 ISBN 978-7-308-16686-7
定　　价 48.00元

浙江大学出版社发行中心联系方式：0571-88925591；http://zjdxcbs.tmall.com